全国高职高专护理类专业规划教材（第二轮）

护理临床思维及技能综合应用

（第2版）

（供护理及助产类专业使用）

主　编　薛　梅

副主编　刘　萍

编　者　（以姓氏笔画为序）

刘　萍（天津医学高等专科学校）

刘春娜（天津医学高等专科学校）

高东霞（河南护理职业学院）

曾秀荣（宜春职业技术学院）

薛　梅（天津医学高等专科学校）

中国健康传媒集团

中国医药科技出版社

内容提要

本教材为“全国高职高专护理类专业规划教材（第二轮）”之一，共分为3篇，包括护理临床思维训练篇、护理技能综合应用篇、知识链接篇，内容丰富，结合临床实际情况，以达到与现代护理岗位相对接的目的，有助于提高学生综合护理的基本临床思维能力和护理技能应用能力，有助于临床护士从疑难病例的分析判断和实践经历中学习提高。本教材为书网融合教材，即纸质教材有机融合电子教材，教学配套资源（PPT、微课、视频等），题库系统，数字化教学服务（在线教学、在线作业、在线考试），使教材内容立体化、生动化，便教易学。

本教材不仅适用于高职高专护理、助产专业学生学习，而且对临床护士的思维训练和技能规范也有一定的帮助作用，对于在校学生和各级护士培养具有重要的指导意义。

图书在版编目（CIP）数据

护理临床思维及技能综合应用/薛梅主编．—2版．—北京：中国医药科技出版社，2019.7

全国高职高专护理类专业规划教材（第二轮）

ISBN 978－7－5214－0907－9

Ⅰ.①护…　Ⅱ.①薛…　Ⅲ.①护理学－高等职业教育－教材　Ⅳ.①R47

中国版本图书馆CIP数据核字（2019）第115948号

美术编辑　陈君杞

版式设计　友全图文

出版　**中国健康传媒集团**｜中国医药科技出版社

地址　北京市海淀区文慧园北路甲22号

邮编　100082

电话　发行：010－62227427　邮购：010－62236938

网址　www. cmstp. com

规格　889×1194mm $^{1}/_{16}$

印张　10 $^{3}/_{4}$

字数　236千字

初版　2015年8月第1版

版次　2019年7月第2版

印次　2019年7月第1次印刷

印刷　三河市万龙印装有限公司

经销　全国各地新华书店

书号　ISBN 978－7－5214－0907－9

定价　35.00元

获取新书信息、投稿、为图书纠错，请扫码联系我们。

数字化教材编委会

主　编 薛　梅

副主编 刘　萍

编　委（以姓氏笔画为序）

刘　萍（天津医学高等专科学校）

刘春娜（天津医学高等专科学校）

高东霞（河南护理职业学院）

曾秀荣（宜春职业技术学院）

薛　梅（天津医学高等专科学校）

出版说明

“全国高职高专护理类专业规划教材”于2015年由中国医药科技出版社出版，全套教材共27门，是针对全国高职高专医药院校护理类专业教育教学需求和复合型临床人才培养目标要求而编写，自出版以来得到了各院校的广泛欢迎。为了进一步提升教材质量，使教材更好地服务于院校教学，同时为了进一步贯彻落实国务院办公厅《关于深化医教协同进一步推进医学教育改革与发展的意见》（〔2017〕63号）等有关文件精神，不断推动职业教育教学改革，推进信息技术与医学教育融合，加强医学人才培养，使职业教育切实对接岗位需求，教材内容与形式及呈现方式更加契合现代职业教育需求，培养具有整体护理观的护理人才，在教育部、国家卫生健康委员会、国家药品监督管理局的支持下，中国医药科技出版社组织了本套教材的修订工作，并由全国近百所高职高专院校及附属医疗机构260余名专家、教师精心编撰，即将付梓出版。

本轮教材共包含27门，其中24门教材为新修订教材（第二版），主要特点如下。

一、内容精练，专业特色鲜明

本轮教材建设对课程体系进行科学设计，整体优化；对上版教材中不合理的内容框架进行适当调整；内容上吐故纳新，力求达到基础学科与专业学科紧密衔接、主干课程与相关课程合理配置的目标。教材内容精练、针对性强，具有鲜明的专业特色和高职教育特色。

二、对接岗位，强化能力培养

本轮教材强化以岗位需求为导向的理实教学，注重理论知识与护理岗位需求相结合，对接职业标准和岗位要求。每门教材在由教学一线经验丰富的教师组成编写团队的基础上，吸纳了多位具有丰富临床经验的医护人员参与编写，满足培养应用型人才的需求。在教材正文适当插入临床案例，起到边读边想、边读边悟、边读边练，做到理论与临床护理岗位相结合，强化培养学生临床思维能力和护理操作能力；同时注重护士人文关怀素养的养成，注重吸收临床护理新技术、新方法、新材料，体现教材的先进性。

三、对接护考，满足考试需求

本轮教材内容和结构设计，与国家护士执业资格考试紧密对接，在国家护士执业资格考试相关课程教材中以“考点提示”和“目标检测”的形式插入护士执业资格考试考点与真题，为学生学习和参加护士执业资格考试奠定基础，提升学习效率。

四、书网融合，学习便捷轻松

全套教材为书网融合教材，即纸质教材与数字教材、配套教学资源、题库系统、数字化教学服务有机融合。通过“一书一码”的强关联，为读者提供全免费增值服务。按教材封底的提示激活教材后，读者可通过 PC、手机阅读电子教材和配套课程资源，并可在线进行同步练习，实时反馈答案和解析。同时，读者也可以直接扫描书中二维码，阅读与教材内容关联的课程资源（“扫码学一学”，轻松学习 PPT 课件；“扫码练一练”，随时做题检测学习效果），从而丰富学习体验，使学习更便捷。教师可通过 PC 在线创建课程，与学生互动，开展在线课程内容定制、布置和批改作业、在线组织考试、讨论与答疑等教学活动，学生通过 PC、手机均可实现在线作业、在线考试，提升学习效率，使教与学更轻松。此外，平台尚有数据分析、教学诊断等功能，可为教学研究与管理提供技术和数据支撑。

本轮教材修订在组织、编写和审定过程中，得到众多专家的悉心指导和相关院校的大力支持，在此一并致谢！

改革创新的过程也是探索提升的过程，目标的提出至目标的实现是一个漫长、曲折的过程。在此殷切希望各医药卫生类院校师生和广大读者在使用中对教材进行检验，并提出宝贵意见，使本套教材日臻完善，为促进我国高职高专护理类专业教育教学改革和人才培养做出积极贡献。

中国医药科技出版社
2019 年 5 月

全国高职高专护理类专业规划教材（第二轮）

建设指导委员会

张　庆（济南护理职业学院）
张　荣（毕节医学高等专科学校）
张　健（长春医学高等专科学校）
张　敏（安徽医学高等专科学校）
张　德（四川护理职业学院）
张亚军（内蒙古医科大学继续教育学院）
陈　燕（惠州卫生职业技术学院）
陈秋云（漳州卫生职业学院）
陈顺萍（福建卫生职业技术学院）
陈晓玲（安徽卫生健康职业学院）
陈瑄瑄（漳州卫生职业学院）
林建兴（漳州卫生职业学院）
林斌松（漳州卫生职业学院）
周卫凤（安徽医学高等专科学校）
周谊霞（贵州医科大学）
庞　燕（四川护理职业学院）
洪　霞（福建卫生职业技术学院）
郭永洪（云南工商学院）
黄小凤（漳州卫生职业学院）
谌　秘（南昌大学第四附属医院）
谢万兰（襄阳职业技术学院）
薛　梅（天津医学高等专科学校）

前　言 / PREFACE

目前我国的医疗事业改革进入新的发展时期，护理事业不断发展，临床护理要求达到优质护理服务的境界，随之而来的护理模式发生新的变革，护理岗位对人才提出新的要求。因此，培养护理人才使之满足临床工作要求、提供优质护理，是每一个护理教育者关注的课题。

本教材基于护理模式改革特点和现代护理岗位需求，结合护理服务发展需要，以临床工作过程和真实案例为主线，将理论、技能和临床经验相结合来培养学生护理临床思维能力、综合技能和人文素养，达到运用护理程序对患者存在或潜在的健康问题进行综合分析、判断和科学地实施护理措施的能力提升，同时选取了大量临床中常见的代表性病例，从各个方面进行护理阐述，以使学生从不同角度了解疾病的发生与发展，了解确定疾病的依据，知晓治疗的方法和手段，掌握护理措施等；在实训项目选择上，均为临床护理实际应用技能项目，在任务实施中更贴近临床实际工作，并引导学生如何在工作中担负起评估观察病情、专业照顾、健康教育、心理支持等各项护理任务，为患者提供安全、优质的护理。同时创新性地以情景案例的方式，实施项目导向、任务驱动式教学模式，使学生逐步进入护士的角色。

《护理临床思维及技能综合应用》（第 2 版）修订内容如下：本次修订在护理临床思维训练篇中增加了神经系统疾病和乳腺疾病护理案例，并对循环系统、消化系统及运动系统疾病种类进行了补充。在案例编写方面进一步改革创新，将患者从入院到出院的过程分为若干个案例情景，更加体现出整体护理的理念。学习临床护理不仅要学习好基础理论、知识、技能，更重要的是把每一部分综合起来，将理论知识、技能训练和临床思维培养融会贯通，本教材正是遵循这样的思路编写而成。

本教材共分为 3 篇，包括护理临床思维训练篇、护理技能综合应用篇、知识链接篇，共包含 18 个项目，其下各有多项任务。护理临床思维训练篇涵盖呼吸系统、循环系统、消化系统、运动系统、泌尿生殖系统、内分泌系统疾病的患者护理案例分析、护理诊断及相关护理计划制订，护理技能综合应用篇涵盖健康评估、基础护理及专科护理等方面任务，知识链接篇涵盖临床护理常规、新技术规范、临床护理工作常用的评量工具等方面内容，以达到与现代护理岗位相对接的目的，有助于提高学生综合护理的基本临床思维能力和护理技能应用能力，有助于临床护士从疑难病例的分析判断和实践经历中学习提高。因此本教材不仅适用于高职高专护理、助产专业学生学习，而且对临床护士的思维训练和技能规范也有一定的帮助作用，对于在校学生和各级护士培养具有重要的指导意义。

本教材编写分工如下：第一篇由刘春娜、刘萍、高东霞和曾秀荣编写；第二篇由刘萍和薛梅编写；第三篇由曾秀荣编写；刘萍负责审定全书结构，薛梅负责统稿。

尽管所有参编教师进行了大量的调研并倾心编写，仍不免会出现疏漏，敬请读者不吝赐教，提出宝贵的意见和建议，使本教材日臻完善。

编　者

2019 年 4 月

目 录 / CONTENTS

第一篇 护理临床思维训练

第二篇　护理技能综合应用

第三篇　知识链接

第一篇

护理临床思维训练

扫码“学一学”

项目一

呼吸系统疾病患者护理案例

任务一　支气管哮喘案例分析

【病历摘要】

李某，女性，14 岁，因“突发喘息、大汗淋漓 2 小时”入院。

【情景 1】

患者自幼年接触刺激性气体后出现类似病情，表现为喘息，呼吸困难伴干咳，经休息可以缓解。其母亲患有支气管哮喘。该患者入院 2 小时前在公园赏花后出现呼吸困难，经休息不能缓解。

任务：请收集该患者的病情资料。

【情景 2】

患者入院后呼吸困难不能缓解。

入院查体：T 36.8 ℃，P 108 次/分，R 26 次/分，BP 130/80 mmHg，神志清楚，喘息貌，话语难成句，口唇发绀，皮肤潮湿，无颈静脉怒张。双肺可闻及中量哮鸣音。心界不大，心率 108 次/分，律齐，未闻及杂音。腹软，肝脾肋下未触及，双下肢无水肿，未见杵状指。

辅助检查：血常规：RBC 4.8×10^{12}/L，Hb 125 g/L，WBC 10.6×10^{9}/L，中性粒细胞 65%，嗜酸性粒细胞 8%。痰液检查：痰涂片发现较多嗜酸性粒细胞。胸部 X 线检查：两肺透亮度增加。动脉血气分析：PaO_2 80 mmHg，$PaCO_2$ 28 mmHg。

入院诊断：支气管哮喘。

入院后给予患者激素、解痉平喘治疗。

任务 1：根据患者目前情况提出主要护理问题。

任务 2：对该患者实施相应的护理措施。

问题 1：患者自幼年开始有支气管哮喘，病因可能包括哪些？

问题 2：简述支气管哮喘的病情分级，患者发病时处于几级？

【情景 3】

入院后 3 天，患者家属送来鲜花，患者开始喘息，大汗淋漓，马上给予定量雾化吸入器激素吸入，将鲜花拿出病室，患者症状缓解，呼吸平稳。

问题：怎样指导患者使用定量雾化吸入器？

【情景4】

入院第10天，患者体温正常，症状缓解，呼吸平稳，实验室检查结果未见异常，拟于当日出院。

任务：请对该患者进行出院健康教育。

参考答案

【情景1】

任务：①询问患者喘息发生的环境、持续时间、诱发及缓解因素，发病以来饮食、二便情况；②测量生命体征、进行专科查体；③遵医嘱留取血、尿、便等标本；④评估患者心理反应、社会状况。

【情景2】

任务1：

1. 低效性呼吸形态　与支气管痉挛有关。

2. 清理呼吸道无效　与痰多黏稠、虚弱咳嗽无力有关。

3. 体液不足　与大汗脱水有关。

4. 知识缺乏　缺乏监测病情等相关知识。

5. 焦虑　与疾病反复发作有关。

6. 潜在并发症　呼吸衰竭、自发性气胸。

任务2：

1. 保持病室内空气新鲜　其温度、湿度适宜。病室内不宜摆放花、草等植物，被子内不宜填塞动物羽毛，避免使用地毯。

2. 饮食饮水　忌易过敏食物、多饮水。

3. 改善通气　湿化气道促进痰液排出。

4. 对患者进行指导　使用定量雾化吸入器。

5. 病情观察　哮喘发作时，严密观察病情变化，每隔10分钟检测血压、脉搏、呼吸，严格记录出入量，随时观察皮肤黏膜颜色和意识状态，必要时进行血气分析。

问题1：

1. 接触变应原

（1）特异及非特异的吸入物，包括尘螨、花粉、动物皮毛、刺激性气体等。

（2）细菌、病毒、原虫或寄生虫等。

（3）某些食物，如鱼、虾、蟹、肉、蛋等。

2. 气候变化、精神紧张、剧烈运动、情绪激动。

3. 服用普萘洛尔、阿司匹林等药物。

问题2：

1. 轻度　能平卧，语言连续，散在哮鸣音。

2. 中度　语言断续、奇脉，满布哮鸣音。

3. 重度　气促、奇脉、端坐、大汗。

4. 危重　呼吸音、哮鸣音消失，意识障碍、血压下降。

患者发病时处于轻度哮喘。

【情景3】

问题：指导患者使用定量雾化吸入器。打开盖子，摇匀药液，深呼气至不能再呼时，张口将定量雾化吸入器喷嘴置于口中，双唇包住咬口；以慢而深的方式经口吸气，同时手指按压喷药，至吸气末屏气10秒，使较小的雾粒沉降在气道远端，然后缓慢呼气；休息3分钟后，再重复使用一次。指导患者反复练习，直至完全掌握。

【情景4】

任务：①避免接触相关过敏源，例如花粉、动物皮毛等；②遵医嘱用药，掌握定量雾化吸入器的使用；③定期复查，保持健康的生活方式。

任务二　COPD案例分析

扫码“学一学”

【病历摘要】

王某，男性，83岁，因“咳、痰、喘30余年，高热、咳脓痰2天”入院。

【情景1】

患者于30年前开始出现咳嗽、咳痰、喘息等症状，逐渐加重，每到冬季及季节转换时病情加重。近2天因偶感风寒，导致咳嗽加剧，痰呈黄色脓性且不易咳出，出现高热。

任务：请收集该患者的病情资料。

【情景2】

患者入院后脓痰增多，出现呼吸急促。

入院查体：T 38.9 ℃，P 116次/分，R 32次/分，BP 160/90 mmHg，半卧位，口唇甲床发绀，皮肤温暖潮湿，球结膜轻度水肿，颈静脉怒张。桶状胸，呼吸浅快，肺部叩诊过清音，两肺散在哮鸣音，双肺底小水泡音。心尖搏动向左移位，心率116次/分，肺动脉瓣区第二心音亢进。肝于右肋缘下4 cm，肝颈静脉回流征（+），脾未及，移动性浊音（+），双下肢轻度水肿。

辅助检查：血常规：RBC 5.6×10^{12}/L，Hb 160 g/L，WBC 14.5×10^{9}/L。血气分析：PaO_2 60 mmHg，$PaCO_2$ 45 mmHg，pH 7.30。胸部X线检查：肋间隙增宽，两肺透亮度增加，肺血管纹理增多、增粗且紊乱，双下肺可见片状阴影。

入院诊断：慢性阻塞性肺疾病，肺感染。

入院后给予患者氧疗、抗感染、化痰止咳等对症治疗。

任务1：根据患者目前情况提出主要护理问题。

任务2：对该患者实施相应的护理措施。

问题1：对于此患者进行长期的家庭氧疗，应采取怎样的给氧方式？

问题2：患者还可能发生怎样的并发症？

问题3：怎样指导患者进行呼吸功能锻炼？

【情景3】

入院后第2天，床边卧位胸片：两肺感染，肺气肿，考虑左侧气胸。血气分析：酸碱性（pH）7.24，PaO_2 54.0 mmHg，$PaCO_2$ 75.0 mmHg，诊断：左侧自发性气胸。给予心电血氧饱和度监测及 2 L/min 吸氧，并胸外科会诊后即刻在病房行左侧胸腔闭式引流置管排气；并予抗生素抗炎；激素吸入，改善气道通气及止咳祛痰镇痛等治疗。患者胸腔置管后即感胸闷气促缓解。

问题：胸腔闭式引流的护理要点有哪些？

【情景 4】

入院第 14 天，患者神智清晰，自动体位，体温正常，咳嗽咳痰明显好转，呼吸顺畅，拟于当日出院。

任务：请对该患者进行出院健康教育。

参考答案

【情景 1】

任务：①询问患者咳、痰、喘发生的频率、持续时间、诱发及缓解因素，发病以来饮食、二便情况；②测量生命体征、进行专科查体；③遵医嘱留取血、尿、便等标本；④评估患者心理反应、社会状况。

【情景 2】

任务 1：

1. 气体交换受损　与气道阻塞、呼吸肌疲劳、分泌物过多和肺泡呼吸面积减少有关。

2. 清理呼吸道无效　与分泌物增多、痰液黏稠、支气管痉挛有关。

3. 皮肤完整性受损　与长期卧床有关。

4. 活动无耐力　与疲劳、呼吸困难、氧供和氧耗失衡有关。

5. 营养失调　低于机体需要量，与呼吸道感染致消耗增加而摄入减少有关。

6. 焦虑　与健康状况的改变、病情危重有关。

7. 潜在并发症　呼吸衰竭、肺性脑病。

任务 2：

1. 休息　给患者采取舒适的体位，并注意保暖。

2. 病情观察　密切观察咳嗽咳痰情况，观察呼吸困难程度，查血气分析和水、电解质平衡情况。

3. 保持呼吸道通畅

4. 注意观察药物疗效和不良反应　遵医嘱应用抗生素、支气管舒张药和祛痰药。

5. 心理护理　关心体贴患者，鼓励患者配合治疗。

问题 1：呼吸困难伴低氧血症者，遵医嘱给予氧疗。一般采用鼻导管持续低流量吸氧，氧流量1～2 L/min，应避免吸入氧浓度过高而引起二氧化碳潴留。提倡进行每天持续 15 小时以上的长期家庭氧疗。

问题 2：COPD 可并发慢性呼吸衰竭、自发性气胸、慢性肺源性心脏病。

问题 3：

1. 缩唇呼吸　通过缩唇形成的微弱阻力，延长呼气时间，增加气道压力，延缓气道塌陷。嘱患者闭嘴经鼻吸气，然后缩唇（吹口哨样）缓慢呼气，同时收缩腹部。吸气与呼气时间之比为1∶2或1∶3。

2. 腹式呼吸 患者取立位、平卧位或半卧位，两手分别放于前胸部和上腹部。用鼻缓慢吸气时，膈肌最大限度下降，腹肌松弛，腹部凸出，用手能感到腹部向上抬起；呼气时经口呼出，腹肌收缩，膈肌随腹腔内压增加而上抬，推动肺部气体排出，用手能感到腹部下凹。

【情景3】

问题：①保持引流管道密封无菌，每24小时更换，严格无菌操作；②妥善固定，防止逆行感染，引流瓶必须低于胸腔引流出口60～100 cm，下床活动时胸瓶必须低于膝关节。

【情景4】

任务：①戒烟；②坚持长期氧疗；③重视呼吸功能锻炼；④避免各种诱因。

任务三　呼吸衰竭案例分析

扫码“学一学”

【病历摘要】

张某，男性，68岁，因“呼吸困难、昏迷半天”入院。

【情景1】

患者20年前开始经常有咳嗽、咳白色泡沫样痰，近5年每到冬季，稍有着凉，极易感冒，发病时咳嗽、咳痰加重，伴心悸、气短。近两周出现双下肢水肿，行走困难。一周前受凉，感觉身体不适，咳痰增多，并出现明显的气喘，呼吸困难，即使在室内轻微活动也明显感觉气短，食欲欠佳。长期吸烟，日均2包。

任务：请收集该患者的病情资料。

【情景2】

昨日晚上患者出现烦躁、失眠，清晨出现神志不清，遂来急诊室就诊。

入院查体：T 38.6 ℃，R 23次/分，P 106次/分，BP 135/90 mmHg。慢性病容，神志不清，瞳孔等大，巩膜无黄染，结膜轻度水肿、充血。口唇、甲床明显发绀，颈静脉怒张。桶状胸，叩诊过清音，两肺广泛干、湿啰音及散在哮鸣音。心浊音界扩大，剑突下可见明显心脏收缩期搏动，肺动脉区第二心音亢进，三尖瓣区闻及收缩期杂音。腹软，肝大，肋下5 cm，质地中等，触痛阳性，肝、颈静脉回流征阳性，脾不大，双下肢中度凹陷性水肿，病理反射未引出。

辅助检查：血常规：RBC 6.5×10^{12}/L，Hb 160 g/L，WBC 15.8×10^{9}/L，中性粒细胞86%，淋巴细胞11%。血生化检查：钾4.2 mmol/L，钠140 mmol/L，氯102 mmol/L。血气分析：pH 7.30。动脉血气分析：PaO_2 52 mmHg，$PaCO_2$ 70 mmHg。

入院诊断：慢性阻塞性肺疾病、肺性脑病、呼吸衰竭。

入院后给予患者抗感染、纠酸、给氧改善通气治疗。

任务1：根据患者目前情况提出主要护理问题。

任务2：对该患者实施相应的护理措施。

问题1：根据血氧分压将呼吸衰竭分为几类？此患者属于哪种类型？

问题2：呼吸衰竭的病因包括哪些？此患者主要的病因是什么？

【情景3】

入院后第2天，患者呼吸困难，持续昏迷给予气管插管机械通气，SIMV模式，并予抗炎、改善循环，升压、密切监护等对症支持治疗。第二天，患者意识转清，可简单做肢体配合。双肺呼吸音稍低，少量湿啰音。SpO_2 维持在95%以上。

问题：机械通气时气道管理的注意事项有哪些？

【情景4】

入院第14天，患者生命体征平稳，自动体位，体温正常，缺氧及电解质紊乱被纠正，拟于当日出院。

任务：请对该患者进行出院健康教育。

参考答案

【情景1】

任务：①询问患者咳嗽咳痰持续的时间，痰的性状、颜色，有无其他伴随症状，发病以来饮食、二便情况；②测量生命体征、进行专科查体；③遵医嘱留取血、尿、便等标本；④评估患者心理反应、社会状况。

【情景2】

任务1：

1. 气体交换受损　与气道阻塞、呼吸机疲劳、分泌物过多有关。

2. 清理呼吸道无效　与分泌物增多，痰液黏稠有关。

3. 急性意识障碍　与缺氧和二氧化碳潴留引起的中枢神经系统抑制有关。

4. 体液过多　与右心功能衰竭有关。

5. 营养失调　低于机体需要量，与呼吸道感染致消耗增加而摄入减少有关。

6. 焦虑　与健康状况的改变、病情危重有关。

7. 潜在并发症　①感染：与气管切开有关。②电解质紊乱：与摄入减少，胃肠功能紊乱有关。③自发性性气胸、呼吸衰竭、慢性肺源性心脏病。

任务2：

1. 协助患者取半卧位，以利于通气，改善氧合功能。室内空气清新、温暖，定时消毒。

2. 给予高热量、高蛋白、维生素丰富、易消化、少产气的食物。

3. 保持气道通畅。

4. 观察给氧疗效。在给氧过程中，若呼吸频率正常、心率减慢、发绀减轻、尿量增多、神志清醒、皮肤转暖，提示组织缺氧改善，氧疗有效。

问题1：

1. Ⅰ型呼吸衰竭　仅存在缺 O_2 而无 CO_2 潴留，即 $PaO_2 < 60$ mmHg 而 $PaCO_2$ 正常或低于正常。见于换气功能障碍的疾病，如ARDS等。

2. Ⅱ型呼吸衰竭　缺 O_2 伴 CO_2 潴留，即 $PaO_2 < 60$ mmHg 且 $PaCO_2 > 50$ mmHg，多由于肺泡通气不足所致，如慢性阻塞性肺疾病。此患者为Ⅱ型呼吸衰竭。

问题2：

1. 呼吸系统疾病　呼吸道疾病，如上呼吸道梗阻、支气管哮喘等引起气道阻塞；肺组织病变，如肺部感染、肺气肿等，导致肺顺应性下降；胸廓病变，如胸廓畸形、外伤等影响换气功能；肺血管疾病，如肺血管栓塞、肺毛细血管瘤等。

2. 神经肌肉病变 脑血管病变、脑炎等，直接或间接抑制呼吸中枢；脊髓灰质炎、多发性神经炎等，导致呼吸肌无力和疲劳，因呼吸动力下降引起通气不足。此患者主要是慢性阻塞性肺疾病引起的呼吸衰竭。

【情景3】

问题：①妥善固定套管；②定时将气囊放气，防止局部黏膜缺血；③定时湿化气道；④机械吸痰时间应 <15 秒保持无菌操作。

【情景4】

任务：①针对原发病要求患者戒烟；②坚持长期家庭氧疗；③坚持呼吸功能锻炼；④避免受凉等各种诱因。

扫码“练一练”

附：呼吸系统常用辅助检查项目

1. 实验室检查

（1）血液检查　血常规、血清电解质、肝功能、肾功能。

（2）动脉血气分析。

（3）痰培养。

2. 影像学检查

（1）胸部 X 线。

（2）胸部 CT。

3. 肺功能检查

4. 纤维支气管镜检查镜、腹腔镜、肛门镜

（刘春娜）

项目二

循环系统疾病患者护理案例

任务一　急性心肌梗死案例分析

扫码“学一学”

【病历摘要】

于某，男性，55 岁，因“胸骨后持续性疼痛 3 小时”入院。

【情景 1】

患者于入院 3 小时前生气后突然感到胸骨后疼痛，压榨性，向左肩部放射，有濒死感，休息与口含硝酸甘油均不能缓解，伴大汗，无心悸、气短，二便正常。

任务：请收集该患者的病情资料。

【情景 2】

患者既往无高血压和心绞痛病史，无药物过敏史。吸烟 20 余年，每天 1 包，不嗜酒。

入院查体：T 36.8 ℃，P 100 次/分，R 18 次/分，BP 130/70 mmHg。急性痛苦病容，平卧位，无皮疹和发绀，浅表淋巴结未触及，巩膜无黄染，颈静脉无怒张，叩诊心界不大，心率 100 次/分，有期前收缩 5 ~6 次/分，心尖部有 S4，未闻及杂音和心包摩擦音，听诊无啰音，腹平软，肝脾肋下未触及，下肢不肿。

辅助检查：心电图：ST 段Ⅱ、Ⅲ、aVF 升高呈弓背向上型，QRS 段Ⅱ、Ⅲ、aVF 呈 Qr 型，T 波倒置和室性期前收缩。

入院诊断：急性心肌梗死。

入院后给予患者溶栓治疗。

任务 1：根据患者目前情况提出主要护理问题。

任务 2：对该患者实施相应的护理措施。

问题 1：患者在进行溶栓时，需要重点观察哪些内容？

问题 2：血清心肌标志物检验的临床意义是什么？

【情景 3】

患者入院后卧床休息、吸氧、持续心电监护。给予溶栓治疗，重组链激酶针 150 万单位 1 小时内滴完，溶栓结束后患者出现室颤，经电除颤、胸外按压等处理后患者转为Ⅲ度房室传导阻滞，血压下降，给予补液，多巴胺、地西泮、硝普钠治疗。2 小时后胸痛有所缓解。继续用吗啡缓解心前区疼痛，静脉滴注硝酸甘油。抗血小板，抗凝治疗，溶栓治疗，静脉滴注利多卡因。

问题：室颤出现时，心电图的特点如何？

【情景4】

入院第14天，患者生命体征平稳，无胸痛，实验室检查结果未见异常，拟于当日出院。

任务：请对该患者进行出院健康教育。

参考答案

【情景1】

任务：①询问患者以前是否有类似情况发生；②测量生命体征、进行专科查体；③遵医嘱留取血、尿、便等标本；④评估患者心理反应、社会状况。

【情景2】

任务1：

1. 疼痛　胸痛，与心肌缺血坏死有关。

2. 活动无耐力　与疼痛不适，心肌的供氧失调有关。

3. 有便秘的危险　与患者长期卧床休息有关。

4. 知识缺乏　与缺乏与疾病相关性的知识有关。

5. 情绪改变　焦虑，与患者担心疾病预后有关。

6. 潜在并发症　出血、心律失常。

任务2：

1. 饮食护理　宜给低盐、低热、低脂、高维生素、适量蛋白易消化清淡的饮食，少吃多餐。

2. 活动与休息　发病后1~3天应绝对卧床休息，尤其是最初的24小时内必须绝对卧床休息。第5~7天后可行走散步。

3. 氧疗护理　遵医嘱给予2~4 L/min持续或间断的鼻导管吸氧。

4. 保持大便通畅　嘱患者勿用力排便。

5. 疼痛护理　遵医嘱给予吗啡止痛，使用吗啡时注意观察有无呼吸抑制等不良反应。

6. 溶栓护理　注意观察药物的溶栓效果及不良反应。

问题1：

1. 胸痛有无缓解，溶栓成功基本在2小时内胸痛缓解。
2. 皮肤黏膜、痰、二便颜色性状、视物模糊情况，监测出血情况。
3. 监测：心电图是否出现严重的心律失常。
4. 监测心肌酶CK-MB。

问题2：

1. 肌钙蛋白T或I的出现和增高　反映急性心肌梗死的指标。

2. 血清心肌酶含量增高　磷酸肌酸激酶（CK），磷酸肌酸激酶同工酶（CK-MB），天门冬酸氨基转移酶（AST），乳酸脱氢酶（LDH）。CK-MB诊断的特异性最高，其增高的程度能较准确地反映梗死的范围。

3. 血肌红蛋白增高　出现最早，而恢复也快，但特异性差。

【情景3】

问题：P、QRS、T 波消失，波形极不规则，频率 150～500 次/分。

【情景4】

任务：①合理安排活动；②控制饮食和体重、戒烟酒、防便秘、生活规律；③定时定量用药、定期复查；④心理护理。

扫码“学一学”

任务二　高血压案例分析

【病历摘要】

刘某，女性，67 岁，因“头晕头痛加重 1 周，心慌气短 6 小时”入院。

【情景1】

患者于 20 余年前查体时发现血压为 160/100 mmHg，此后间断服用“复方降压片”“心痛定”等药物，血压波动于 140～180/90～120 mmHg。平时偶有头晕、失眠，无劳力性心慌、气短，从事日常活动无明显不适。近一周来，因服完家中药物而停药，感头晕、头痛加重且睡眠差，未测血压。

任务：请收集该患者的病情资料。

【情景2】

入院 6 小时前，患者于睡眠中突感气短、心慌而憋醒，伴咳嗽、出汗，咳少量白色泡沫痰，坐起后稍有缓解，遂来院就诊。

入院查体：T 37.1 ℃，P 110 次/分，R 28 次/分，BP 180/106 mmHg。半坐位，神志清楚，烦躁不安。口唇黏膜轻度发绀，两肺呼吸音粗，两肺中下野散在中小湿性啰音，偶闻及干性啰音。听诊心率 110 次/分，律齐。主动脉瓣听诊区第二心音亢进。

辅助检查：心电图示窦性心动过速，左心室肥大伴劳损。胸部 X 线检查：胸廓正常。胸部 X 线表现为典型的急性左心衰。

心理社会状况：因高血压病程较长，患者平日对自己身体状况持有疑虑，担心病情加重而常感紧张、忧虑。本次病情急重，患者出现恐惧心理。

入院诊断：原发性高血压、急性左心力衰竭。

入院后给予患者扩容、强心、利尿治疗。

任务1：根据患者目前情况提出主要护理问题。

任务2：对该患者实施相应的护理措施。

问题1：患者为原发性高血压，病因都包括哪些？

问题2：急进性高血压的特点有哪些？

【情景3】

入院后当天晚上 8 时，患者感右侧肢体麻木加重，情绪紧张，予神经内科会诊，建议加大阿司匹林剂量，加用奥扎格雷静脉滴注，血压控制在 160～170/90 mmHg。第二日，血压 183/109 mmHg 改硝普钠 4 ml/h。15 时硝普钠针注射完毕予暂停。第四日医嘱给予停心电血压监护，改测血压2个小时一次。

问题：按照高血压的分级，患者目前为哪级？

【情景4】

入院第14天，患者呼吸平稳，无头痛头晕，右侧肢体麻木感较前减轻，生命体征平稳，拟于当日出院。

任务：请对该患者进行出院健康教育。

参考答案

【情景1】

任务：①询问患者头晕头痛发生的频率、持续时间、诱发及缓解因素，是否还伴有其他症状；②测量生命体征、进行专科查体；③遵医嘱留取血、尿、便等标本；④评估患者心理反应、社会状况。

【情景2】

任务1：

1. 疼痛 头痛，与血压升高有关。

2. 气体交换受损 与急性肺循环淤血有关。

3. 知识缺乏 缺乏自我监控血压和治疗的相关知识，与信息来源、文化程度有关。

4. 活动无耐力 与疼痛不适、心肌的供氧失调、心功能下降有关。

5. 潜在并发症 高血压危重症、心律失常。

任务2：

1. 减少引起或加重头痛的因素，为患者提供安静、温暖、舒适的环境，尽量避免劳累、情绪激动等不良因素。

2. 指导患者摄入低盐、低脂、低热量饮食。减少钠盐摄入，减少脂类摄入，戒烟、限酒。

3. 观察血压波动及病情变化。严密观察并发症征象、观察生命体征。

4. 合理安排运动，指导患者根据年龄和血压水平选择适宜的运动方式及运动量。

问题1：

1. 遗传因素 高血压具有明显的家族聚集性。

2. 环境因素 主要有饮食和精神应激两方面。有资料显示高血压的发生和血压水平与食盐摄入量呈正相关。也有人认为低钙、低钾、高胆固醇摄入，饮食中饱和脂肪酸过高可能也是升压因素。经常大量饮酒者血压水平高于不饮或少饮者。另外长期情绪紧张也可引起高血压。目前认为肥胖是血压升高的重要危险因素。

问题2：① 发病急骤，多见于中青年；②血压明显增高，舒张压可达130 mmHg以上；③头痛、视力模糊、眼底出血、渗出；④肾脏损害突出，持续蛋白质尿、血尿与管型尿。病情进展迅速，如不及时进行有效的降压治疗，预后很差，常死于肾衰竭、脑卒中或心力衰竭。若有上述表现伴视神经乳头水肿，则称为恶性高血压。

【情景3】

问题：

1. 1级高血压（轻度） 收缩压140～159 mmHg或舒张压90～99 mmHg。

2. 2级高血压（中度） 收缩压160～179 mmHg或舒张压100～109 mmHg。

3. 3级高血压（重度） 收缩压≥180 mmHg或舒张压≥110 mmHg（注：当收缩压和舒张压分属于不同的分级时，以较高的级别作为标准）。

患者目前为3级高血压。

【情景4】

任务：①调节情绪，劳逸结合；②饮食上注意低盐低脂低热量饮食，限制蛋白摄入，避免刺激性食物；③禁烟酒，控制体重；④防止便秘。

任务三　心力衰竭案例分析

扫码“学一学”

【病历摘要】

张某，女性，26岁。因“劳累后气短3年，下肢水肿6个月，加重2周”入院。

【情景1】

患者于3年前即出现活动后心慌、气短，休息后减轻，夜间偶有胸闷、憋气，坐起10余分钟后可缓解。近6个月心慌气短发生频繁，从事日常家务即感胸闷气短伴咳嗽，咳少量痰，痰中偶有血丝。每于“感冒”后加重并出现双下肢肿。曾用青霉素、双氢克尿噻、地高辛等治疗，症状稍缓解。

任务：请收集该患者的病情资料。

【情景2】

2周前受凉后，心慌气短再次出现，夜间无法平卧，双下肢肿加重。

入院查体：T 38.0 ℃，R 28次/分，P 108次/分，BP 120/70 mmHg。神志清楚，端坐位，呼吸急促，双颊暗红、口唇发绀，颈静脉怒张。双肺可闻及细湿啰音，散在干啰音心尖搏动位于第5肋间左锁骨中线外0.5 cm处，搏动弥散，心浊音界向左扩大。心率120次/分，心律绝对不齐，第一心音强弱不等，心尖区可闻及隆隆样舒张中晚期杂音。肝肋下3 cm，质地中等，有压痛，两下肢中度凹陷性水肿。

辅助检查：心电图：心房纤颤，心率120次/分，右心室肥厚。胸部X线检查：心影增大，肺动脉段突出，双肺淤血。超声心动图：左房增大，右室增大，二尖瓣开口面积1.1 cm^2，未见明显反流，心房内未见明显血栓征象。

入院诊断：风湿性心脏瓣膜病、二尖瓣狭窄伴关闭不全、慢性心力衰竭（全心衰竭）、心功能Ⅳ级。

入院后给予患者抗感染、强心、利尿治疗。

任务1：根据患者目前情况提出主要护理问题。

任务2：对该患者实施相应的护理措施。

问题1：心功能如何分级，如何指导活动？

问题2：在使用强心药物时，洋地黄中毒的诱因、表现有哪些？怎样预防中毒的发生？

【情景3】

入院后第3天，患者突发的呼吸窘迫，R 35次/分，端坐呼吸，发绀、大汗，粉红色或白色泡沫痰。迅速给予高流量氧气，吗啡镇静，硝普钠扩血管，速效洋地黄强心。1小时后患者情况稳定。

问题：急性左心衰的护理要点？

【情景4】

入院第14天，患者生命体征平稳，自动体位，体温正常，无胸闷心悸，呼吸平稳，拟于当日出院。

任务：请对该患者进行出院健康教育。

参考答案

【情景1】

任务：①询问心慌、气短出现的诱因，是否存在加重和缓解因素，水肿持续的时间，是否存在加重和缓解因素，发病以来饮食、二便情况；②测量生命体征、进行专科查体；③遵医嘱留取血、尿、便等标本；④评估患者心理反应、社会状况。

【情景2】

任务1：

1. 气体交换受损 与缺氧有关。

2. 活动无耐力 与心功能下降有关。

3. 体温过高 与感染有关

4. 体液过多 与水钠潴留有关。

5. 焦虑 与疾病逐渐加重有关。

任务2：

1. 给氧 给予中等流量氧气经鼻导管持续吸入。

2. 休息 患者心功能Ⅳ级，应绝对卧床休息，日常生活由他人照顾。

3. 病情观察 观察呼吸困难有无缓解，发绀、水肿有无减轻，必要时监测24小时尿量。

4. 生活指导 坚持低钠、低脂、高维生素饮食，合理安排休息与活动。

5. 心理疏导

问题1：依据活动受限程度进行心功能分级：①Ⅰ级体力活动不受限，日常活动不引起不适；②Ⅱ级体力活动轻度受限，日常活动可引起不适；③Ⅲ级体力活动明显受限，轻于日常活动可引起症状；④Ⅳ级不能活动，休息时也有症状。根据心功能决定活动量：Ⅰ级不限制一般体力活动；Ⅱ级适当限制体力活动；Ⅲ级严格限制体力活动，以休息为主；Ⅳ级绝对卧床休息。

问题2：中毒诱因：体液失衡（主要是低钾），肝肾功能减退，心肌缺氧。中毒表现：胃肠道症状，出现恶心呕吐，神经系统出现黄视绿视，出现心律失常常为室早二联律。中毒预防：用药前数心率，低于60次/分时暂停使用。肝肾功能差，心肌缺血缺氧的患者选用速效洋地黄剂型。

【情景3】

问题：

1. 体位　坐位、双腿下垂。

2. 吸氧

（1）高流量吸氧　6～8 L/min。

（2）湿化液　30%～50%乙醇。

3. 用药护理　吗啡：镇静、抑制呼吸、扩血管；洋地黄：速效制剂；利尿：呋塞米；扩血管：硝普钠、硝酸甘油；支气管解痉剂：氨茶碱。

4. 观察　呼吸频率、血压、肺部呼吸音、皮肤颜色、意识状态。

【情景4】

任务：①避免诱因；②饮食指导；③合理安排休息与活动；④遵医嘱用药，出现异常及时就医；⑤定期随访。

附：循环系统常用辅助检查项目

1. 实验室检查

（1）血液检查：血常规、血清电解质、肝功能、肾功能。

（2）心肌酶。

2. 影像学检查

（1）心脏彩超。

（2）X线。

3. 心电图检查

（刘春娜）

扫码"练一练"

项目三

消化系统疾病患者护理案例

扫码“学一学”

任务一　消化性溃疡案例分析

【病历摘要】

李某，女性，50 岁，因“腹痛、黑便、头晕”入院。

【情景 1】

患者今晨起突然排出大量柏油样黑便，伴有上腹部持续疼痛，便后出现恶心、头晕、心悸、无力，由家人送至医院急诊。

任务：请收集该患者的病情资料。

【情景 2】

患者于 6 年前因上腹部疼痛于本院就诊，诊断为胃溃疡，治疗不详。近 6 年多次反复发作，均于药物治疗后好转。每次疼痛多于餐后发作，1 ~ 2 小时缓解，今晨起突然上腹疼痛持续并加重、黑便、头晕入院。

入院查体：T 36.1 ℃，BP 85/50 mmHg，P 115 次/分；患者意识清楚，面色苍白、出冷汗、四肢湿冷，腹部稍胀，未见胃肠型及蠕动波，上腹有轻度压痛，无反跳痛及肌紧张，肝脾未及，移动性浊音（ - ），肠鸣音亢进。

辅助检查：纤维胃镜检查：胃窦部小弯侧见一溃疡，溃疡面出血。

心理社会状况：患者因突发黑便、上腹疼痛加重，恐惧不安。

入院诊断：胃溃疡并发出血。

入院后遵医嘱予以患者补液，静脉滴注止血、抑酸药物。

任务 1：根据患者目前情况提出主要护理问题。

任务 2：对该患者实施相应的护理措施。

问题 1：消化性溃疡出血的诱因有哪些？

问题 2：根据该患者表现，判断其出血量约为多少？

【情景 3】

入院第 8 天，患者出血停止、腹痛减轻，生命体征正常，饮食、排便恢复，拟于当日出院。

任务：请对该患者进行出院健康教育。

参考答案

【情景1】

任务：①询问患者腹痛部位、性质、节律，排便次数、间隔时间，黑便次数、量，有无腹痛、腹胀，发病以来饮食、二便情况；②测量生命体征、进行专科查体；③遵医嘱留取血、尿、便等标本；④评估患者心理反应、社会状况；⑤询问既往疾病及治疗情况。

【情景2】

任务1：

1. 体液不足 与溃疡出血有关。

2. 疼痛 与胃酸刺激溃疡面有关。

3. 营养失调 低于机体需要，与疼痛致进食减少有关。

4. 潜在并发症 休克、幽门梗阻、溃疡穿孔、胃溃疡癌变。

任务2：

1. 出血护理 禁食，胃肠减压，遵医嘱给冰盐水洗胃。嘱患者卧床休息，安慰其保持镇静。观察并记录呕吐物、排泄物的量、颜色和性质。严密观察生命体征、尿量、神志等。建立静脉通道，遵医嘱给予止血药物，必要时输血。

2. 疼痛护理 观察腹痛发生的节律、部位、持续时间、频率等，指导患者使用放松技术、局部热敷、针灸、理疗等方法，以减轻腹痛。

3. 饮食护理 溃疡活动期可每天进餐5～6顿，以清淡饮食为主；主食以面食为主，避免多饮牛奶、豆浆。戒烟酒、避免咖啡、浓茶、浓肉汤和辣椒酸醋等刺激性调味品或辛辣的饮料。

4. 用药护理

（1）抗酸剂 指导患者在餐后1～2小时服药，部分患者在睡前加服一次。悬浮液或乳剂在服药前，必须先摇匀；片剂先嚼碎后再吞服。与H_2受体拮抗剂同时服用，应间隔1小时以上。

（2）H_2受体拮抗剂 进餐时或餐后立即服用，或睡前顿服。长期使用有乏力、头痛、嗜睡、腹泻、皮疹等，偶见粒细胞减少、肝功能损害、过敏反应、发热等不良反应，停药后可消失。静脉给药时可发生心律失常，应缓慢注射。

（3）抗幽门螺杆菌药物 铋剂应在餐前半小时服下，可能引起便秘、大便和舌苔呈灰黑色，口中带氨味等，服用甲硝唑注意胃肠道反应。

（4）硫糖铝 餐前1小时与睡前服用效果最好，用药时应将药片嚼碎或研成粉末服用。如患者需同时服用制酸药，制酸药应在硫糖铝服前半小时或服后1小时给予。

（5）甲氧氯普胺及多潘立酮 具有刺激胃窦蠕动，促进胃排空的作用，应在饭前服用，不宜与阿托品等解痉剂合用。

问题1：出血的常见诱因有感染、劳累、精神紧张、饮酒和服用非甾体类抗炎药物

问题2：该患者主要表现为黑便，恶心、头晕、心悸、无力，血压85/50 mmHg，面色苍白、出冷汗、四肢湿冷等，判断该患者出血量应在800 ml以上。

【情景3】

任务：

1. 预防复发 去除和避免诱发消化性溃疡发病的因素对预防复发甚为重要。应生活有规律，合理安排休息时间，保证充足的睡眠，避免精神过度紧张，保持良好的心态，注意劳逸结合，季节转换时更要注意。慎用或勿用可能导致溃疡发生和复发的药物，积极治疗幽门螺杆菌感染。坚持按医嘱服药，消化性溃疡经药物治疗后达到症状缓解溃疡愈合，仍需要给予维持量的药物治疗 1 ~ 2 年，这对预防溃疡复发有积极意义。戒除烟酒。

2. 饮食指导 定时进餐，细嚼慢咽餐间避免零食，不宜睡前进食，避免进食过快、过饱；当溃疡活动期，以少吃多餐为宜，每天进餐 5 ~ 6 顿，待症状得到控制，应恢复到平时的一日三餐；注意营养合理搭配，避免粗糙、浓茶、咖啡、辛辣调味品等刺激性饮食。

任务二　肠梗阻案例分析

扫码“学一学”

【病历摘要】

王某，男性，68 岁，因“腹痛、腹胀 7 天”入院。

【情景1】

患者入院前 3 天无明显原因突然发作全腹疼痛，以右下腹部最为明显，伴有肠鸣音亢进及腹内窜气感，发生多次呕吐。

任务：请收集该患者的病情资料。

【情景2】

患者疼痛为阵发性绞痛，多次呕吐，开始为胃内容物，以后出现粪臭味。发病以来饮食不佳，食量较前明显减少，有 3 次少量排气排便，尿少。

入院查体：急性病容，意识清楚，T 38.0 ℃，BP 103/58 mmHg，P 122 次/分，皮肤巩膜无黄染，皮肤干燥、弹性差。心肺未见明显异常，腹部轻度膨隆，无肠型及蠕动波，全腹触诊柔软，遍布广泛轻压痛，无反跳痛及肌紧张，未触及包块，肝脾不大，Murphy 征（－），叩诊鼓音，移动性浊音（－），听诊肠鸣音高亢，15 次/分，有气过水声。肛门指诊未触及包块，指套退出无染血。

辅助检查：腹部 X 线检查：中上腹肠管部分扩张，可见数个气液平面。

既往史：2 年前曾行“阑尾切除术”。

入院诊断：肠梗阻。

入院后给予患者禁食、禁饮、胃肠减压，抗炎、补液、抑酸治疗。

任务 1：根据患者目前情况提出主要护理问题。

任务 2：对该患者实施相应的护理措施。

问题 1：该患者肠梗阻的临床类型？判断依据是什么？

问题 2：该患者肠梗阻为单纯性还是绞窄性？如何区分？

问题 3：护理过程中对该患者应重点观察哪些症状、体征？

问题 4：患者出现哪些表现，提示出现绞窄性肠梗阻？

【情景3】

入院第3天，实验室出检查结果。血常规：Hb 170 g/L，WBC 14.3×10^{9}/L，中性粒细胞77%，尿常规阴性。血气分析：pH 7.35。血生化检查：钾3.2 mmol/L，钠125 mmol/L，钙2.29 mmol/L。

于右侧锁骨下行静脉穿刺置管，给予胃肠外营养支持。

问题：该患者存在哪种类型的体液失衡？判断依据是什么？

【情景4】

入院第14天，患者体温正常，腹痛、腹胀消失，排气、排便恢复，实验室检查及腹部X线检查结果未见异常，拟于当日出院。

任务：请对该患者进行出院健康教育。

参考答案

【情景1】

任务：①询问患者疼痛性质、呕吐次数、呕吐物性质、有无腹胀，发病以来饮食、二便情况；②测量生命体征、进行专科查体；③遵医嘱留取血、尿、便等标本；④评估患者心理反应、社会状况。

【情景2】

任务1：

1. 疼痛　与肠内容物无法通过肠腔，导致肠蠕动亢进有关。

2. 体液不足　与呕吐及肠腔渗液有关。

3. 体温过高　与肠道继发感染有关。

4. 潜在并发症　肠坏死、肠穿孔、腹腔感染

任务2：

1. 减轻腹痛　禁食水、胃肠减压、腹部热敷或按摩，针刺或用药物封闭足三里穴，经胃管注入液体石蜡。

2. 维持体液平衡　尽快建立静脉通道，根据血气分析及血清电解质结果补液，观察补液效果。

3. 观察病情　生命体征、神志及面色，记录24小时出入量，动态观察血电解质、血象及血气分析。腹部症状和体征、胃肠减压管引出液的量、颜色和性状。

问题1：低位不完全性肠梗阻。患者呕吐物有粪臭味，且尚有少量排气排便。

问题2：该患者为单纯性肠梗阻，单纯性肠梗阻只有肠腔阻塞，没有肠壁血运障碍；绞窄性肠梗阻合并肠壁血运障碍，容易出现肠壁缺血坏死。

问题3：腹痛的性质、范围，腹部体征（压痛程度、范围；有无反跳痛、移动性浊音；肠鸣音性质、次数），生命体征，呕吐物或排泄物的性质、量。

问题4：腹痛发作急，病情重，呕吐出现得早、呕吐频繁而剧烈；病情发展快，早期即出现休克；腹胀呈不对称分布；腹膜刺激征明显，体温高、脉率快、白细胞计数明显增高；呕吐物、肛门排泄物及胃肠减压引流物、腹腔穿刺抽出液为血性；经积极非手术治疗，症状、体征无改善；腹部X线下见到孤立的突出胀大的肠袢，或出现假肿瘤阴影。

【情景3】

问题：存在体液失衡。为低渗性缺水，低钾血症。患者皮肤干燥，弹性差，血压100/60 mmHg，钾3.2 mmol/L，钠128 mmol/L。

【情景4】

任务：①养成良好饮食习惯，尽量选择富营养易消化食物，避免不洁食物，避免暴饮暴食，忌生硬及刺激性食物，避免餐后剧烈活动；②饮食以高热量、低脂、适量蛋白、清淡、少渣饮食为宜，逐渐增加蛋白质及脂肪含量；③定期复查，如发生腹胀、腹痛、呕吐等不适应及时就诊。

任务三　胆石症案例分析

扫码“学一学”

【病历摘要】

患者，男性，60岁，因“右上腹疼痛4天”入院。

【情景1】

患者入院前4天无明显诱因出现右上腹疼痛，伴有恶心、呕吐、寒战、发热，皮肤、巩膜黄染、尿色深染，大便颜色变浅。

任务：请收集该患者的病情资料。

【情景2】

患者右上腹疼痛向腰背部放射，恶心、呕吐1次，呕吐物为胃内容物，有皮肤瘙痒，发病以来食欲差、厌油腻，体重无明显改变。

入院查体：意识清楚，T 40 ℃，P 123次/分，BP 90/57mmHg，急性病容。可见皮肤、巩膜黄染，右上腹饱满，无胃肠型、蠕动波及腹壁静脉曲张。右上腹明显压痛，有反跳痛及肌紧张，肝脾肋下均未触及，Murphy征（+）。腹部包块未触及，叩诊鼓音，移动性浊音（-），肝区明显叩痛，双肾区无叩击痛，听诊肠鸣音减弱，未闻及血管杂音。

辅助检查：血常规：WBC 19×10^9/L，中性粒细胞83%。血生化检查：总蛋白60.3 g/L，总胆红素29.4 μmol/L，直接胆红素10.9 μmol/L，其余指标均正常。B超检查：胆囊多发结石，胆囊炎，胆总管扩张伴多发结石。胸片及心电图未见明显异常。

既往史：反复右上腹疼痛5年，未到医院就诊。否认药物食物过敏史。

入院诊断：胆囊结石、胆囊炎、胆管结石。

入院后给予患者外科护理常规三级护理，半流质饮食，静脉给予抗炎、补液、抑酸、保肝治疗。患者对病情感到担忧，并表示从未做过手术，非常害怕。

任务1：根据患者目前情况提出主要护理问题。

任务2：对该患者实施相应的护理措施。

问题1：胆囊结石及胆管结石分别有哪些典型症状和体征？

问题2：黄疸有哪几种类型？该患者的黄疸属于哪种类型？

问题3：患者右上腹压痛、反跳痛及肌紧张提示什么？

问题4：Murphy征应如何检查？

问题5：该患者首选的检查手段是什么？检查前应做哪些准备？

【情景3】

入院后第3天，在全身麻醉下行胆囊切除、胆总管切开探查取石术，术后行“T”管引流。术后给予止血、禁食、胃肠减压、补液、抗炎、抑酸、保肝等治疗。术后第1天，患者切口敷料干燥、整洁，无渗血渗液，胃肠减压有效引出浅绿色胃液，腹腔引流通畅，引流液为淡血性，“T”管引流通畅，引流液为棕褐色液，引流量约500 ml。

任务1：根据患者目前情况提出主要护理问题。

任务2：对该患者实施相应的护理措施。

问题1：术后应观察患者哪些病情？

问题2：术后留置“T”管引流的目的是什么？

问题3：如果“T”管引流期间引流量锐减，应先考虑是何原因，如何处理？

【情景4】

术后第9天，将右上腹切口缝线拆除，伤口甲级愈合。术后第12天，经“T”管逆行造影，见胆道通畅，无结石残留，于两日后拔除“T”管，患者无不适，于当日出院。

任务：请对该患者进行出院健康教育。

参考答案

【情景1】

任务：①询问患者疼痛性质、持续时间、呕吐次数、呕吐物性质、有无腹胀，发病以来饮食、二便情况；②测量生命体征、进行专科查体；③遵医嘱留取血、尿、便等标本；④评估患者心理反应、社会状况；⑤询问患者既往有无类似症状发作。

【情景2】

任务1：

1. 不舒适　疼痛、皮肤瘙痒，与胆道梗阻、梗阻性黄疸有关。

2. 体温过高　与胆道感染有关。

3. 营养失调　低于机体需要量与消化不良、厌食、恶心有关。

4. 潜在并发症　感染性休克、肝功能衰竭。

5. 焦虑、恐惧　与病情危重及担心预后有关。

任务2：

1. 对症护理　胆绞痛是因为结石嵌顿于胆囊颈部或阻塞胆管引起胆道平滑肌及oddi括约肌的痉挛引起的，解痉药物如阿托品等可缓解，严重者也可加用哌替啶。皮肤瘙痒患者应每日以温水清洗皮肤，指导患者不要搔抓摩擦，并剪短指甲，以防抓破皮肤，严重瘙痒患者可口服抗组胺类药物或外用炉甘石洗剂止痒。

2. 治疗护理　遵医嘱按时按量使用药物治疗，使用抗生素治疗过程中，要注意观察应用抗生素的疗效及不良反应。

3. 营养支持　指导患者进食低脂、高热量、高维生素且易消化的食物，肝功能好的患者可给予高蛋白饮食。病情严重患者需禁食水，同时经胃肠外途径给予营养支持。术前应加强营养，以提高患者对手术的耐受力。

4. 病情观察　注意观察患者腹痛程度、性质、部位、范围等的变化情况，观察黄疸的程度变化，密切监测体温、脉搏及血压变化。如患者在夏柯三联征基础上血压下降及神志改变，如烦躁、淡漠等表现，提示急性重症胆管炎，应马上通知医生处理，同时尽快完善术前准备。动态观察肝功能变化，以便及早发现肝衰竭或肝功能不良。

5. 心理护理 加强与患者的沟通，鼓励其表达内心感受，根据患者的需求介绍胆囊结石相关知识及手术治疗方法、效果，帮助患者建立信心，使其配合治疗。

6. 术前准备 做好术前一般准备，对胆道梗阻的患者，由于脂脂肪消化吸收障碍，影响维生素 K 的吸收，导致凝血功能降低，因此应于术前 3 天开始肌内注射维生素 K_1，每天 2 次，每次 10 mg，以改善患者凝血功能。

问题1：胆囊结石多数有消化不良、右上腹不适等症状，结石梗阻时可出现典型的胆绞痛症状，多伴恶心、呕吐，结石堵塞胆囊管时可导致胆囊积液，右上腹可出现囊性包块。

急性胆囊炎主要表现有右上腹绞痛，伴厌食、恶心、呕吐等消化道症状。右上腹常出现压痛、反跳痛及肌紧张，Murphy 征呈阳性，触诊可触及肿大、触痛的胆囊。慢性胆囊炎一般无典型表现。

肝外胆管结石患者平时可无任何症状，结石梗阻继发感染时可出现典型的夏柯三联症，即腹痛、寒战高热、黄疸。体检可见剑突下或右上腹深压痛，胆囊肿大伴触痛，感染严重时可有腹膜刺激征及肝区叩击痛。

肝内胆管结石者平时可无症状或有肝区及胸背部的持续胀痛，当发生梗阻和并发感染时，可导致急性梗阻性化脓性胆管炎。查体可有肝脏的不对称肿大及压痛和叩击痛。

问题2：黄疸包括肝细胞性黄疸、梗阻性黄疸、溶血性黄疸三种类型，该患者为梗阻性黄疸。

问题3：压痛、反跳痛、肌紧张称为腹膜刺激征，出现该体征提示腹部炎症已累及壁腹膜。

问题4：受检者平卧下肢屈曲，检查者站在患者右侧，用左手掌平放于右肋缘，示指与肋缘平行，拇指压于右肋缘下胆囊区（右锁骨中线与右肋缘交点），嘱患者做腹式呼吸，如吸气过程中由于拇指触及肿大胆囊，患者感觉剧痛而吸气突然停止，则为 Murphy 征阳性。

问题5：B 超是首选检查方法，用于胆囊和胆管结石的诊断，还可对黄疸进行鉴别。进高脂餐后做 B 超可观察胆囊的收缩功能。检查前需禁食 12 小时，禁饮 4 小时，以避免胆囊排空和肠内积气对检查造成干扰。如需检查胆囊的收缩功能，应提前准备高脂餐。

【情景3】

任务1：

1. 疼痛 与手术切口有关。

2. 潜在并发症 胆道出血、胆汁性腹膜炎等。

3. 知识缺乏 缺乏治疗及自我护理相关知识。

任务2：

1. 饮食护理 术后禁食水、胃肠减压，肛门排气后可停止胃肠减压，拔除胃管。拔管后试进流食，如无不适逐渐过渡到正常饮食。

2. 病情观察 密切观察生命体征及尿量等。注意黄疸的消退情况，腹部症状、体征的变化，有无腹膜刺激征，观察腹腔引流液情况。

3. 疼痛护理 生命体征平稳，可取半卧位，以松弛腹肌，降低切口张力，减轻疼痛。疼痛严重者可遵医嘱临时给予药物镇痛。

4. 用药护理　术后继续静脉滴注抗生素预防感染。

5. “T”管引流护理

（1）妥善固定　术后将“T”管以胶布固定于腹壁，嘱患者活动时注意保护“T”管，防止管道脱出。

（2）保持通畅引流　防止“T”管发生扭曲、折叠。发现“T”管堵塞，如术后1周内发生，可以细管插入“T”管内行负压吸引；如术后1周后发生，可行低压冲洗。

（3）防止感染　始终保持引流管及引流袋低于腹部引流出口，以防逆行感染，严格无菌操作。

（4）观察引流液情况　术后密切观察引流液量、颜色和性状，发现异常及时通知医生处理。术后24小时内，引流量一般为300～400 ml，逐渐增加至每天600～700 ml，以后可逐渐减少，最后保持在每天200 ml左右。如引流量锐减，先考虑引流管扭曲、折叠、受压或梗阻，如排除梗阻，考虑肝衰竭。如引流量过多，可能为胆总管下端堵塞。正常胆汁呈深绿或棕褐色，质地稠厚、澄清而无渣。术后24小时内可呈血性，逐渐变清亮，无血性，颜色加深。如引流液颜色浅，质地稀薄，提示肝功能不全，如引流液呈鲜血样，提示胆道出血。

（5）拔管　“T”管留置时间一般为2周左右，如患者体温正常、无腹痛发生、黄症已消退、引流液每日200～300 ml，血常规及血胆红素正常，可考虑拔管。拔管前试验性夹管24～48小时，如无不适，经“T”管注入造影剂进行检查，确定胆总管下端无梗阻、无结石残留，将“T”管开放1～2天，使造影剂引流干净，即可拔管。

问题1：观察生命体征，观察脉搏、血压、体温及尿量变化。观察腹部症状、体征及腹腔引流液的情况。观察黄疸的消退情况，观察皮肤、巩膜的颜色及尿液的色泽变化。

问题2：术后“T”管留置目的在于引流胆汁，降低胆道压力，避免胆汁渗漏造成胆汁性腹膜炎，引流残余的泥沙样结石，支撑胆道，避免胆道瘢痕狭窄。

问题3：“T”管引流量锐减，应首先考虑引流管不通畅所致，应检查引流管是否折叠、扭曲、受压或堵塞，并及时解除压迫，或用注射器抽吸以解除堵塞。

【情景4】

任务：指导患者进食低脂、高糖、适量蛋白、高维生素饮食，注意饮食卫生，限制动物内脏、蛋黄、鱼籽、蟹黄等含胆固醇高的食物的摄入量。翻身或下床活动时要注意保护引流管，防止管道受到牵拉而致脱管。下床活动时应把引流袋固定在低于腹壁引流管出口部位，防止引流液逆流引起感染。出院后如发现腹痛、黄疸等异常或不适应及时就诊。

任务四　肝硬化案例分析

扫码“学一学”

【病历摘要】

李某，男性，56岁，因“呕血、黑便、眩晕”入院。

【情景1】

患者今日于午饭后突然呕吐暗红色血液及食物约200 ml，吐后自觉眩晕、口渴，自行卧床休息，40 分钟后再次呕吐鲜血 200 ml，1 小时后排出黑便约 150 ml，便后眩晕加重、四肢湿冷，由家人送至医院就诊。

任务：请收集该患者的病情资料。

【情景 2】

患者于 8 年前因腹胀、恶心、呕吐、乏力，于本院就诊，查 HBsAg（+），HBeAb（+），HBcAb（+），ALT 67 U/L，诊断为慢性肝炎，治疗不详。1 年前因乏力、厌食、恶心、皮肤和巩膜黄染、肝区不适，劳累后加重，伴有鼻出血及牙龈出血，再次入院，诊断为肝硬化，并进行保肝及对症支持治疗。今日午饭后突然呕血、黑便、眩晕入院。

入院查体：T 37 ℃，P 120 次/分，R 28 次/分，BP 85/50 mmHg。意识清楚，肝病面容，皮肤、巩膜黄染，可见肝掌，面颊及上胸部散在蜘蛛痣，腹壁可见静脉曲张，未见胃肠型及蠕动波，无压痛、反跳痛及肌紧张，肝肋下 1 cm，剑突下 2 cm，脾肋下 2 cm，腹膨隆，移动性浊音（+），腹部无明显包块，双下肢可见中度凹陷性水肿。

辅助检查：血常规：Hb 95 g/L，WBC 5.2 $\times 10^9$/L，Plt 79 $\times 10^9$/L。肝功能：总蛋白 72 g/L，白蛋白32 g/L，A/G 0.8，总胆红素 327 μmol/L，ALT 348 U/L。血生化检查：钠 132 mmol/L，钾 3.3 mmol/L。胃镜检查：食管下段、胃底静脉曲张破裂出血。

心理社会状况：患者因突发呕血、黑便，恐惧不安。

入院诊断：肝硬化失代偿期伴上消化道大量出血。

遵医嘱予以患者输血、补液、静脉滴注止血药物，应用三腔二囊管压迫止血治疗后出血减少。

任务 1：根据患者目前情况提出主要护理问题。

任务 2：对该患者实施相应的护理措施。

问题 1：最容易引起上消化道出血的疾病是什么？

问题 2：肝硬化的病因包括哪些？患者肝硬化的病因最可能是什么？

问题 3：黄疸有哪几种类型？该患者的黄疸属于哪种类型？

问题 4：根据患者出血的表现，估计出血量达到多少？

问题 5：食管下段、胃底静脉曲张破裂出血的诱因有哪些？

问题 6：肝硬化患者除食管下段、胃底静脉曲张之外，还可出现哪些部位的静脉曲张？

问题 7：该患者是否存在体液失衡？属于哪种类型的体液失衡？

问题 8：目前应注意观察患者哪些病情？

问题 9：如果三腔二囊管压迫期间患者出现呼吸困难、憋气，应先考虑是何原因，如何处理？

【情景 3】

入院第 14 天，患者出血停止，生命体征正常，饮食、排便恢复，拟于当日出院。

任务：请对该患者进行出院健康教育。

参考答案

【情景 1】

任务：①询问患者呕吐次数、间隔时间、呕吐物颜色、量、性状，黑便次数、量，有无腹痛、腹胀，发病以来饮食、二便情况；②测量生命体征、进行专科查体；③遵医嘱留取血、尿、便、呕吐物等标本；④评估患者心理反应、社会状况；⑤询问既往疾病及治疗情况。

【情景2】

任务1：

1. 体液不足　与门静脉高压、血浆胶体渗透压降低等有关。

2. 焦虑/恐惧　与出血、担心疾病预后有关。

3. 潜在并发症　肝性脑病，与肝功能不良及上消化道出血有关。

任务2：

1. 食管、胃底静脉曲张破裂出血的抢救配合护理　立即备好抢救物品和药品；将患者置于抢救室内，保持安静，平卧、禁食，给予吸氧；做好心理护理，保持床单位清洁舒适；遵医嘱补液、给药或输血；应用垂体后叶素止血，控制药物滴注速度，加强巡视，防止药液外渗，并观察不良反应；应用双气囊三腔管压迫止血。

2. 双气囊三腔管压迫止血术的护理　插管前仔细检查是否通畅，检查两气囊无漏气后抽尽囊内气体；经鼻腔插管，一般插管 50 ~ 65 cm；胃气囊内注气 150 ~ 200 ml，食管气囊内注气约 100 ml，管末端连接 0. 5 kg 砂袋持续牵引。双气囊三腔管压迫期间观察记录引流液量、颜色和性状，定期解除压迫，每 12 小时放气 15 ~ 30 分钟；压迫期间观察和处理并发症；双气囊三腔管一般压迫 2 ~ 3 天，如无继续出血，可考虑拔管。

3. 用药护理　注意控制垂体后叶素的滴注速度；遵医嘱应用保肝药、利尿药。

4. 观察病情　注意生命体征变化，注意呕血、黑便变化，尿量、神志、四肢的情况，出血量低于 5% 时，一般无明显症状，当出血量超过 5% 时，则可出现口渴、眩晕，当出血量达到 20% 以上时，会有神志淡漠或烦躁不安及四肢湿冷等休克表现。

问题1：消化性溃疡。

问题2：引起肝硬化的原因：病毒性肝炎，包括乙型、丙型及丁型肝炎；乙醇中毒，乙醇及其代谢产物（乙醛）的长期毒性作用；胆汁淤积；药物损害、化学毒物损害、循环及营养障碍、遗传及代谢疾病、免疫功能紊乱。该患者肝硬化的病因最可能为乙型肝炎所致。

问题3：黄疸包括肝细胞性黄疸、梗阻性黄疸以及溶血性黄疸，该患者属于肝细胞性黄疸。

问题4：出现大便隐血试验阳性，提示出血量在 5 ml 以上，出现黑便提示出血量在 50 ~ 70 ml 以上；出现呕血，提示胃内血量达到 250 ~ 300 ml；如果一次出血量没有超过 400 ml，多数不会引起全身症状，如果出血量超过了 400 ~ 500 ml，则可出现头晕、心悸、出汗、乏力等全身症状；如果超过了 1000 ml，则会出现低血容量表现。

问题5：食管和胃底静脉曲张，常由于粗糙干硬食物的机械性损伤或者腹内压骤然增高，使门静脉压力骤然增高，曲张的静脉发生破裂而导致上消化道大出血。

问题6：还可出现腹壁及脐周静脉曲张、痔静脉曲张。

问题7：该患者目前存在体液失衡，为低钠血症和低钾血症。

问题8：目前应注意观察患者的血压、脉搏、呼吸，以及三腔二囊管内引出的液体性状、颜色、量，从而判断患者出血是否停止，有无继续出血。

问题9：考虑由于胃气囊漏气而导致食管气囊上移压迫气管，导致呼吸困难、憋气，应立即用注射器抽尽食管气囊内气体或用剪刀剪断气囊放尽气体，从而解除压迫。

【情景3】

任务：指导患者和家属学会认识早期出血的表现及紧急处理措施，嘱患者在出现呕血或黑便时应保持冷静，避免紧张慌乱，应卧床休息，减少活动，以防出血加重。嘱患者平时生活中要注意避免引起上消化道出血的诱因，如尽量避免打喷嚏、剧烈咳嗽、用力排便、从事重体力劳动等，以防腹内压骤然增高；避免干硬、过热或刺激性食物，避免饮酒；口服药片时应研成粉末服用，减少机械性刺激。患者可以适当参加轻度体育运动，运动不要过量；保证休息和充足的睡眠，保持心情愉快，情绪稳定。

任务五　胃癌案例分析

扫码“学一学”

【病历摘要】

许某，男性，52岁，因“上腹部隐痛不适2月，加重1周”入院。

【情景1】

患者2月前开始出现上腹部隐痛不适，近1周上腹部疼痛加重，伴恶心、呕吐，大便色黑，来院就诊。

任务：请收集该患者的病情资料。

【情景2】

患者2月前开始上腹部隐痛进食后明显，有饱胀感，食欲逐渐下降，无明显恶心、呕吐，无呕血，于当地医院按“胃炎”进行治疗，稍好转。近1周来呕吐量少，为胃内容物，自行服药，效果不佳，并自觉乏力，体重较2月前下降5 kg。查2次大便潜血（+），查血Hb 96 g/L，为进一步诊治收入院。

入院查体：T 37 ℃，P 76次/分，R 20次/分，BP 130/85 mmHg。一般状况尚可，神志清楚，结膜甲床苍白，皮肤无黄染，无出血点，未扪及浅表淋巴结，心肺未见异常，腹平软，肝脾未及，未见肠型、蠕动波及腹部包块，剑突下轻度深压痛，无反跳痛及肌紧张，移动性浊音（-），肠鸣音正常，直肠指检未及异常。

辅助检查：上消化道造影示：胃窦小弯侧见一直径2 cm大小龛影，位于胃轮廓内，周围黏膜僵硬粗糙。胃镜及病理学检查：胃窦部进展期溃疡型腺癌。

心理社会状况：患者丧偶，有一女在国外，患者对疾病十分恐惧，身边无人照顾，备感孤独。

既往史：吸烟20年，10支/天，父亲死于肺癌。

入院诊断：胃癌。

入院后第4天，患者在全身麻醉下行胃癌根治术，术后留置腹腔引流。术后给予一级护理，禁食水、胃肠减压、补液、止血、抗炎、抑酸治疗。术后第1天，患者上腹部手术切口敷料干燥整洁，无渗血渗液，胃肠减压引出淡血性胃液约500 ml，腹腔引流通畅，引出淡血性液体70 ml。术后第5天，患者肛门排气，听诊肠鸣音5次/分，遵医嘱停胃肠减压，保留胃管，试饮水后患者无不适感觉。术后第6天，遵医嘱拔除胃管，腹腔引流液低于5 ml，拔除引流管。

任务1：根据患者目前情况提出主要护理问题。

任务2：对该患者实施相应的护理措施。

问题1：与胃癌相关的发病因素有哪些？

问题2：胃癌的好发部位在哪里？

问题3：胃癌根据癌肿侵犯胃壁的范围如何分期？

问题4：胃癌的转移方式有哪些？

问题5：早期胃癌及进展期胃癌最常见的症状有哪些？

问题6：临床诊断胃癌常做哪些检查？首选的检查方法是什么？

问题7：胃癌的治疗首选方法是什么？有哪些综合治疗措施？

问题8：胃癌患者行胃癌根治术后可能出现哪些并发症？

【情景3】

术后第8天，将上腹部切口缝线拆除，伤口甲级愈合。术后第14天，患者饮食恢复至软食，每日进食6次，无不适，拟于当日出院。

任务：请对该患者进行出院健康教育。

参考答案

【情景1】

任务：①询问患者上腹疼痛性质、发作时间、持续时间，呕吐次数、呕吐物性质、有无腹胀、腹泻，每日排便次数，发病以来饮食、二便情况，有无体重变化；②测量生命体征、进行专科查体；③遵医嘱留取血、尿、便、呕吐物等标本；④评估患者心理反应、社会状况；⑤询问患者既往疾病及治疗情况。

【情景2】

任务1：

1. 疼痛　与癌肿对胃黏膜的损伤、刺激，浸润神经以及手术切口有关。

2. 恐惧、焦虑　与对癌症的恐惧、担心疾病预后有关。

3. 营养失调　低于机体需要量与恶性肿瘤消耗及食欲差、消化不良导致进食少有关。

4. 潜在并发症　术后出血、切口感染、胃肠吻合口瘘、术后梗阻、倾倒综合征等。

任务2：

1. 休息　保证充分的睡眠，中、晚期尽量卧床休息，减少体力的消耗，减轻脏器负担。

2. 营养支持　高蛋白、高热量、高维生素且易消化的饮食，对无法经口进食或禁食的患者，可经静脉进行营养支持。对有营养不良或贫血的患者，可适当输血、血浆或白蛋白等。

3. 心理护理　加强与患者的沟通，鼓励其表达内心的担忧，耐心解答患者的问题，讲解疾病及治疗的相关知识，使患者对疾病的治疗树立信心，配合治疗和护理。

4. 疼痛护理　观察疼痛的程度、性质及发作和持续时间，指导非药物方法，必要时遵医嘱应用止痛剂，注意评估药物镇痛效果。

5. 术前护理

（1）心理护理

（2）用药护理　可应用抑制胃酸分泌、中和胃酸及解痉止痛的药物。

（3）饮食指导　高蛋白、高热量、高维生素且易消化食物，少量多餐，忌食生冷、油炸、酸性、辛辣食物，忌饮浓茶，忌烟酒刺激。

（4）术前常规护理　按一般外科术前准备，手术日晨放置胃管。

6. 术后护理

（1）一般护理　清醒后如血压平稳可取半卧位，术后禁食、持续胃肠减压，禁食期间补液、给予静脉营养支持。

（2）饮食护理　肛门排气后，停止胃肠减压，试饮水后如无不适反应，可拔除胃管，拔管后可进少量温水或米汤，第 2 日可进半量流质，第 3 日可进全量流质，进食后如未感觉腹胀、腹痛，则第 4 日可改为半流质，第 10～14 日可改为软食，注意避免生、冷、坚硬及刺激性食物，忌产气食物。

（3）病情观察　注意生命体征变化，观察伤口有无渗血渗液及感染征象，观察胃肠减压及腹腔引流液的量、颜色和性状，观察腹部有无不适，有无腹膜刺激征，及时发现术后并发症。

（4）胃大部切除术后并发症的观察和护理

1）吻合口出血　术后 24 小时内胃肠减压可引出少量淡血性、暗红色或咖啡色液体，一般不超过 100～300 ml。如术后短时间内胃管引出大量鲜血样液体，应警惕术后出血。一旦出血，立即禁食、遵医嘱应用止血药、补液，必要时输血，如非手术治疗无效或者每小时出血量达到 500 ml，应立即手术止血。

2）胃肠吻合口瘘及十二指肠残端破裂　二者均表现为突发上腹部剧烈疼痛、腹膜刺激征、体温升高及白细胞计数升高，可见腹腔引流管引出胆汁样液体。应立即禁食、胃肠减压，尽快手术。

3）术后梗阻　①吻合口梗阻：主要表现为进食后上腹部饱胀不适和呕吐，呕吐物成分为食物，不含胆汁。可行禁食、胃肠减压、补液、抑酸、抗炎治疗，如梗阻症状不缓解，应尽快做好术前准备。②输入襻梗阻：如为完全性，可出现上腹部剧痛、呕吐频繁、量少、内容物不含胆汁，呕吐后症状仍不缓解。如为不完全性，可出现进食后右上腹胀痛，呕吐量大、呈喷射状，呕吐物主要为胆汁，几乎没有食物，呕吐后症状可缓解。不完全输入袢梗阻可先行禁食、胃肠减压，如症状不缓解，必须改为手术治疗，完全性输入袢梗阻应立即手术。③输出襻梗阻：主要表现为上腹部饱胀不适，呕吐量大，含有食物和胆汁。可先采取非手术治疗，如症状不缓解，应手术。

4）倾倒综合征　①早期倾倒综合征：消化道主要表现为腹痛、腹胀、恶心、呕吐和肠鸣、腹泻；循环系统可出现面色苍白、心悸、头晕、出汗、乏力等。应调整饮食习惯，如避免过甜、过咸流质，增加饮食中蛋白质含量，注意少量多餐，进餐后应平卧 10～20 分钟。②晚期倾倒综合征：常在餐后 2～3 小时出现头昏、心悸、脉搏细弱、出冷汗等表现。出现低血糖表现时可立即进食糖类食物，可立即缓解症状。预防措施为少食多餐，在饮食中减少糖类食物及碳水化合物的量。

问题 1：胃癌的相关发病因素包括以下几方面：①环境因素，如水土化学污染、硝酸盐含量过多、微量元素含量失调以及火山岩地质等；②饮食及生活习惯，如吸烟、长期食用腌制食物、霉变食物、烟熏、烧烤食物、高盐食物，以及饮食中缺乏新鲜水果、蔬菜等；③遗传因素；④良性疾病，如幽门螺杆菌感染、慢性胃炎、胃溃疡、胃息肉等可发生恶性变；⑤癌前病变，如胃黏膜不典型增生、肠上皮化生等。

问题2：胃癌最好发于胃窦，其次为贲门，少数发生在胃体。

问题3：根据癌肿对胃壁侵犯的范围，可分为早期胃癌及进展期胃癌，其中进展期胃癌比较常见。

问题4：胃癌转移方式有四种：①直接扩散：直接浸润邻近组织和器官。②淋巴途径转移：是胃癌的主要转移途径，先转移至临近的淋巴结，再到达远处的淋巴结，晚期可转移至锁骨上淋巴结。③血行途径转移：多发生于胃癌晚期，癌细胞先进入门静脉再进入体循环，最常见转移部位为肝，其次为肺、骨骼及脑等脏器。④种植转移：当癌肿浸润胃壁浆膜层后，癌细胞可于浆膜层表面脱落，之后种植于腹腔内其他脏器表面或大网膜、腹膜等部位，当癌肿在腹腔形成广泛转移时，可出现癌性腹水。

问题5：早期胃癌一般无明显症状，部分患者可出现上腹钝痛及嗳气、反酸、恶心、厌食等消化道症状。进展期胃癌常可出现上腹部疼痛及体重在短期内迅速下降等表现。

问题6：

1. X线气钡双重造影　诊断胃癌的首选检查方法。可早期发现小而浅的病变。

2. 胃镜检查　用于诊断早期胃癌是最有效的方法。可用于直接观察胃癌的病变部位和范围，还可以直接取活组织做病理学检查，诊断准确率可达95%以上。目前还有超声内镜（EUS）检查，可判断胃壁的浸润范围，用于区分是早期胃癌还是进展期胃癌。

3. CT检查　可用于观察胃周、肝脏及腹腔内淋巴结的转移情况。

问题7：

1. 手术治疗　目前最有效的胃癌治疗手段，有根治性手术及姑息性手术两种。根治性手术包括胃大部切除术、全胃切除术、以及胃癌扩大根治术。姑息性手术包括胃空肠吻合术和空肠造瘘术等。根据胃癌分期及患者的耐受能力，可选择不同手术方式。

2. 内镜手术　如内镜下高频电凝切除肿瘤手术、微波凝固疗法等。

3. 化疗　常用的药物有丝裂霉素（MMC）、5-氟尿嘧啶（5-Fu）、替加氟（FT 207）、阿霉素（ADM）等。临床多采用联合用药。

4. 其他治疗　如放疗、中医中药治疗、免疫治疗、支持治疗以及基因生物治疗。

问题8：胃癌根治术后可能出现胃出血、胃肠吻合口或十二指肠残端破裂、术后梗阻及倾倒综合征等并发症。

【情景3】

任务：①养成良好饮食习惯，增加新鲜水果、蔬菜，尽量避免熏烤、腌制及霉变食物，饮食不过咸。注意生活规律，保证良好睡眠，保持心情愉快，劳逸结合，戒烟、戒酒。如有已确诊的慢性胃炎、胃溃疡、胃息肉等疾病，应定期复查；②当出现不明原因的消瘦、上腹隐痛及大便潜血持续阳性等，或既往有长期胃病史的患者，近期症状加重，应做进一步检查以明确病情，尤其是中年以上人群，更应注意及早就诊；③应对放化疗患者讲解放化疗过程中可能出现的不良反应，定期检查肝功能、血常规等指标，及时发现放化疗副作用，以便及时处理。

扫码“练一练”

附：消化系统常用辅助检查项目

1. 实验室检查

（1）血液检查　血常规、血清电解质、肝功能、肾功能。

（2）粪便检查　大便隐血试验。

（3）胃液检查　胃泌素、基础胃酸分泌量、最大胃酸分泌量、胃液分析。

（4）幽门螺杆菌。

2. 影像学检查

（1）B 超。

（2）X 线　X 线钡剂造影、内镜逆行胰胆管造影（ERCP）、经皮肝穿刺胆管造影、选择性动脉造影。

（3）CT。

3. 内镜检查　胃镜、小肠镜、结肠镜、胆道镜、腹腔镜、肛门镜。

（刘　萍）

项目四

运动系统疾病患者护理案例

任务一　胫骨骨折案例分析

扫码“学一学”

【病历摘要】

李先生，36 岁，因“石头砸伤致右小腿疼痛、肿胀、伤口流血及活动障碍 3 小时”入院。

【情景 1】

患者于 3 小时前被石头砸伤右小腿，伤后出现疼痛、肿胀、伤口流血及活动障碍，由同事送入急诊就诊。

任务：请收集该患者的病情资料。

【情景 2】

入院查体：神志清楚，急性病容。T 37.2 ℃，P 75 次/分，R 23 次/分，BP 100/70 mmHg。右小腿肿胀，下端畸形，胫前下段可见一 4.0 cm × 2.0 cm 创口，伤口持续渗血，伤口周围压痛明显，纵向叩击痛阳性，可见假关节活动，有骨擦感，活动受限，末梢血运正常，感觉麻木，心肺腹部未见明显异常。

辅助检查：X 线右小腿正侧位片：右胫骨下段骨折。

入院诊断：右胫骨骨折。

问题 1：胫腓骨骨折时如何判断下肢末梢循环情况？如合并胫前动脉损伤，可出现哪些表现？

问题 2：骨折的特有体征有哪些？

问题 3：当胫腓骨骨折合并腓总神经损伤时，可出现什么样的特征性表现？

问题 4：胫腓骨骨折首选的检查方法是什么？

问题 5：胫腓骨骨折的治疗方法包括哪些？

【情景 3】

入院后第 2 天，在连续硬膜外麻醉下行“右胫骨骨折切开复位、外固定支架固定术”。术后给予患者抗感染、改善循环、补液、止血、对症支持治疗。术后第 2 天，患者自述疼痛减轻，查体见伤口敷料清洁、干燥，无渗血渗液。

任务 1：根据患者目前情况提出主要护理问题。

任务 2：对该患者实施相应的护理措施。

问题：该患者可能出现哪些并发症？

【情景4】

术后第8天复查X线，骨折端复位良好，外固定支架稳定。

任务：请对该患者进行出院健康教育。

参考答案

【情景1】

任务：①询问患者受伤史、致伤物作用部位、受伤时肢体姿势等，疼痛部位、性质，受伤后的病情变化；②测量生命体征、进行专科查体；③遵医嘱协助患者进行各项辅助检查；④评估患者心理反应、社会状况。

【情景2】

问题1：下肢末梢循环情况可通过触摸足背动脉搏动情况、观察末梢皮肤颜色及感觉足部皮温等来判断。如合并胫前动脉损伤，则可出现足背动脉搏动触不到，肢端颜色苍白、皮肤温度降低。

问题2：骨折的特有体征包括畸形、反常活动及骨擦音和骨擦感。

问题3：可出现肢端感觉麻木及运动障碍，足下垂畸形为特征性表现。

问题4：X线检查为首选，可观察骨折部位及骨折端移位情况，X线摄片应取正侧位拍片，且应包含邻近关节。

问题5：对稳定性骨折，可采取手法复位后行小夹板固定或石膏绷带固定。不稳定性骨折可行手术切开复位，行钢板或髓内钉固定，也可采用骨外固定支架，主要用于粉碎性或开放性骨折。

【情景3】

任务1：

1. 疼痛　与骨折导致局部软组织肿胀、肌肉痉挛及手术有关。

2. 体液不足　与开放性骨折出血有关。

3. 组织灌注量改变　与骨折部位组织肿胀压迫血管有关。

4. 躯体移动障碍　与骨折及固定有关。

5. 知识缺乏　缺乏骨折治疗、护理及功能锻炼等相关知识。

6. 潜在并发症　休克、感染、骨筋膜室综合征、关节僵硬。

任务2：

1. 一般护理

（1）休息及活动　卧床休息，卧于硬板床上，抬高患肢。

（2）基础护理　多饮水，增加膳食纤维，做好基础护理，定期翻身、按摩骨隆突部位等。

2. 病情观察　密切观察肢端情况，可按照4“P”征（疼痛、无脉、苍白及麻痹）的原则进行观察。

3. 心理护理　加强与患者的沟通，指导功能锻炼，尽早恢复患者的自理能力。

4. 疼痛护理　移动患者肢体时，要对骨折部位进行扶托保护，缓慢移动肢体。诊断明确的可遵医嘱应用止痛药物。

5. 手术护理

（1）手术前准备　按一般外科手术常规护理，一般手术前3天开始皮肤准备。

（2）手术后护理

1）抬高患肢　术后卧硬板床，将患肢抬高。

2）伤口护理　保持伤口敷料清洁、干燥，观察伤口有无渗血渗液，敷料有无污染、脱落，严格无菌操作。

3）观察末梢循环　观察肢体末端血液循环情况。若出现剧烈疼痛、肿胀、青紫或麻木、苍白、皮肤温度降低及末稍小动脉无搏动，应及时通知医生处理。

问题：该患者可能出现下列并发症：因伤口出血有发生休克的危险，开放性损伤容易发生感染，小腿及前臂骨折是骨筋膜室综合征的好发部位，功能锻炼不足可能导致关节僵硬。

【情景4】

任务：

1. 安全教育　树立安全意识，遵守交通规则，加强生产过程中的安全保护，生活中注意远离危险环境，预防意外损伤的发生。

2. 指导家庭护理　为患者及家属讲解家庭护理的相关知识，指导患者注意保持钉孔局部清洁、无菌，防止污染，每天以75%乙醇点滴钉孔2次，每2～3天更换钉孔纱布1次，指导无菌操作。指导患者正确进行功能锻炼，为其制订锻炼计划，鼓励患者坚持。指导患者及家属观察钉孔感染表现，一旦发现钉孔有红肿、疼痛及脓性分泌物时，应及时就诊。

3. 功能锻炼　术后第1天可做足趾屈伸运动；术后第3天，可练习股四头肌的等长舒缩运动；术后1周可指导患者活动骨折上下关节；术后2周可扶双拐下地活动。

4. 定期复查

任务二　髋关节置换案例分析

扫码“学一学”

【病历摘要】

蒋先生，80岁，因“摔伤后左髋部肿胀、疼痛，活动受限12小时”入院。

【情景1】

患者于12小时前不慎摔伤，伤后立即出现左髋部疼痛，左髋关节逐渐肿胀、活动受限，无法站立，由家人送入医院就诊。

任务：请收集该患者的病情资料。

【情景2】

入院查体：T 37.6 ℃，P 88次/分，R 18次/分，BP 120/80 mmHg。神志正常，急性病容，左下肢外旋、短缩约2 cm，左髋部周围皮肤完整、无青紫，左髋部及大腿肿胀，左侧大粗隆部有压痛，左下肢纵向叩击痛阳性，左下肢无自主活动，被动活动疼痛加重，末梢血运良好，触、痛觉正常。

辅助检查：X线髋关节正侧位片：左股骨颈骨折。

既往史：无慢性病及传染病史，无食物及药物过敏史。

入院诊断：左股骨颈骨折。

问题1：股骨颈骨折为什么多发生在中老年人？什么样的暴力作用易引起股骨颈骨折？

问题2：股骨颈骨折后，患者患肢的典型表现是什么？

问题3：股骨颈骨折按部位分为哪几种类型？

问题4：股骨颈骨折易发生哪种并发症？哪种类型的股骨颈骨折最容易发生该并发症？

问题5：股骨颈骨折的处理原则是什么？

问题6：术前阶段应给予患肢什么处理？

【情景3】

入院后第8天，在全身麻醉下行“左侧人工股骨头置换术”。手术顺利，术后给予患者补液、止血、抗炎、对症、支持治疗。术后第2天，患者生命体征平稳，伤口敷料清洁干燥，自述伤口疼痛减轻。

任务1：根据患者目前情况提出主要护理问题。

任务2：对该患者实施相应的护理措施。

【情景4】

术后第12天，患者伤口拆线，拟于次日出院。

任务：请对该患者进行出院健康教育。

参考答案

【情景1】

任务：①询问患者受伤史、致伤原因、外力作用部位、受伤时肢体姿势等，疼痛部位、性质，受伤后的病情变化；②测量生命体征、进行专科查体；③遵医嘱协助患者进行各项辅助检查；④评估患者心理反应、社会状况；⑤询问患者既往疾病及治疗、用药情况。

【情景2】

问题1：中老年人多有不同程度骨质疏松，导致股骨上端即使受到瞬间的较小的扭转性暴力作用就能导致骨折。患者常在跌倒时下肢发生突然扭转、患侧臀部着地，暴力即传导至股骨颈导致发生骨折。

问题2：股骨颈骨折主要表现为髋部疼痛、肿胀，患者无法站立或行走，患肢呈屈曲、缩短、外旋、内收等畸形。

问题3：股骨颈骨折按部位可分为头下型、经颈型及基底型3种。

问题4：股骨颈骨折后由于股骨头与股骨颈分离，股骨头唯一的血流中断，易发生股骨头缺血坏死。头下型骨折最容易使血运中断，导致股骨头坏死。

问题5：外展型嵌插骨折一般无明显移位，可行持续皮牵引复位、固定8周，2个月后可停止牵引，患者可于床上坐起，3个月后可扶双拐下地行走。如骨折有明显移位，可暂时行皮牵引复位，然后行手术切开复位，以空心钉做内固定，术后2~4周后可扶双拐下地活动。如为65岁以上老年患者，可选择人工股骨头置换或全髋关节置换术，术后2周即可扶双拐下地活动。

问题6：可使患者平卧于硬板床，使患肢保持15°的外展中立位，穿防旋鞋，行皮牵引复位。

【情景3】

任务1：

1. 疼痛 与骨折导致局部软组织肿胀、创伤炎症反应、骨折部位肌肉痉挛及手术内固定有关。

2. 躯体移动障碍 与骨折及固定有关。

3. 知识缺乏 缺乏髋关节置换的护理及功能锻炼等相关知识。

4. 潜在并发症 人工关节脱位。

任务2：

1. 术前护理

（1）休息及体位 睡硬板床，遵医嘱对患肢实施皮牵引治疗，保持患肢外展15°中立位，保持有效牵引。

（2）生活护理 加强基础护理，满足生活上的需要，鼓励患者多饮水，增加膳食纤维。

（3）病情观察 密切观察肢端情况，注意皮肤温度、颜色及足背动脉博动情况，经常检查足部、脚趾感觉、运动功能，有无疼痛、苍白、无脉及麻痹等征象。

（4）疼痛护理 疼痛严重，遵医嘱应用止痛药物；疼痛轻，可给予按摩、冷敷、热敷。

（5）手术前准备按围手术期的常规护理，应特别注意手术前皮肤准备。

2. 全髋关节置换术后护理

（1）伤口护理 观察伤口情况，保持敷料清洁、干燥，更换敷料时注意无菌操作，预防伤口感染。

（2）患肢体位 术后应将患肢保持在15°的外展中立位，穿防旋鞋，可用软枕将患肢抬高。为减轻伤口张力，前面切开的手术，应使患肢外展、内旋，后面切开的手术，应使患肢外展、外旋。避免髋关节突然屈曲，避免患侧卧位，翻身时可在两腿之间放一较大软枕，维持患肢外展位，防止人工关节脱位。

（3）功能锻炼 术后第2天可活动踝关节，练习股四头肌等长舒缩运动，逐渐练习将足部背曲、下肢伸直位抬离床面，并坚持5～10秒。术后5～6天开始进行髋、膝关节不负重的屈伸运动，为预防髋关节发生屈曲挛缩，可帮助患者翻身俯卧，每次俯卧20～30分钟，每天2次。术后第2周可协助患者下地，练习床旁站立，可扶床栏走动，注意始终维持患肢的外展位，避免髋关节发生过度屈曲，以防人工关节脱位。

（4）使用手杖 术后2周后开始扶双拐下地行走，4～6周后改为单拐行走，注意使用健侧拐杖，可对抗外展肌的牵拉，减少患侧髋关节负重。术后8周左右可弃拐负重行走，逐渐扩展关节活动范围。

【情景4】

任务：

1. 安全教育 有骨质疏松者，不应从事危险劳动或进行剧烈活动，以防意外损伤。老年人外出应有家人陪同，雨雪天气应尽量避免外出，注意家庭环境安全，室内光线要充足，浴室应设防滑装置。上下楼梯、骑自行车、乘公交车等应注意安全。

2. 家庭护理 指导患者及家属进行功能锻炼的正确方法，帮助患者恢复生活自理能力。出院后应注意预防人工关节脱位，出院后3个月内应避免向患侧卧位，可取平卧位或半卧位。3 周内髋关节屈曲应小于 45°，之后可逐渐增加屈曲幅度，最大不超过 90°。避免易使人工关节脱位的体位，如：翘“二郎腿”、穿鞋、系鞋带、坐低矮椅子以及坐位时双腿“内八字”并身体前倾等。如做下蹲动作，腰背要挺直，避免剧烈运动或抬举重物。

3. 预防骨质疏松症

（1）合理饮食　及早补钙及维生素 D，多食牛奶、虾皮、花生、豆制品、骨头汤等含钙高的食物。尽量减少含磷高的食物，如肉类、可乐等。

（2）加强锻炼　体育锻炼可增加骨内血流，升高成骨细胞的活性，增加骨骼钙的沉积是预防骨质疏松的关键。年轻人应坚持进行体育锻炼，如跑步、打球、健身操等。中老年人可进行不太剧烈的体育运动，如跑步、太极拳、游泳、散步等。要注意根据自身耐受能力制订运动计划，避免运动过量造成对身体的不良影响。

任务三　脊髓损伤案例分析

扫码“学一学”

【病历摘要】

王先生，48 岁，因“摔伤后颈部疼痛，伴四肢麻木无力 4 天”入院。

【情景 1】

患者 4 天前不慎从高处坠落，伤后感觉后颈部疼痛，逐渐出现四肢麻木、活动无力，来院就诊。

任务：请收集该患者的病情资料。

【情景 2】

入院查体：T 36.4 ℃，P 68 次/分，R 15 次/分，BP 100/60 mmHg。右侧肋缘平面以下及左侧脐平面以下触觉、痛觉均缺失。右侧三角肌肌力约Ⅲ级，肱二头肌、肱三头肌肌力约Ⅱ级，前臂伸、屈肌群肌力约 0 级。左侧三角肌肌力约Ⅳ级，肱二头肌、肱三头肌肌力约Ⅲ级，前臂伸、屈肌群肌力约 0 级。双侧股四头肌肌力约Ⅳ级，右侧小腿屈、伸肌群肌力约 0 级，左侧小腿屈、伸肌群肌力约Ⅰ级，各足趾屈、伸活动无。四肢末梢血运正常，四肢肌张力均增高，以双下肢明显，双侧膝、跟腱反射亢进，双侧髌阵挛、踝阵挛（+）。

辅助检查：CT 示：颈 5 椎体压缩性骨折。MRI 示：颈 5 截断脊髓高低信号混杂。

既往史：无慢性病及传染病史，无食物及药物过敏史。

入院诊断：颈椎骨折、颈髓损伤、高位不全瘫。

问题 1：什么是脊髓损伤？与脊柱损伤有什么区别？

问题 2：脊髓损伤在临床上如何分类？

问题 3：脊髓损伤的病理分型有哪几种？

问题 4：脊髓损伤中哪一部位的损伤最严重？

问题 5：肌力是如何分级的？

问题 6：诊断脊髓损伤的常用检查方法有哪些？

问题 7：脊髓损伤的治疗原则是什么？

【情景 3】

入院后遵医嘱给予患者吸氧、心电监护、留置导尿，完善术前检查及各项准备。于入院第3天上午在全麻下行“颈前路颈5椎体次全切除、植骨融合内固定术”，留置伤口引流管。术后颈部双侧沙袋制动，遵医嘱给予补液、止血、抗炎、抗水肿、营养神经等治疗。术后第2天，患者生命体征正常平稳，引流管引出暗红色液体约200 ml。主诉四肢麻木减轻，检查见双侧躯体肋缘平面以上触觉、痛觉正常，双侧三角肌肌力约Ⅳ级，肱二头肌、肱三头肌肌力约Ⅳ级，前臂伸、屈肌群肌力约Ⅱ级，双手可基本握拳。双侧股四头肌肌力约Ⅳ级、小腿屈、伸肌肌力约Ⅳ级，各足趾屈、伸活动有。四肢末梢血运正常，四肢肌张力仍高于正常，但较术前有明显好转。双侧膝、跟腱反射仍亢进，双侧髌阵挛、踝阵挛（+）。

任务1：根据患者目前情况提出主要护理问题。

任务2：对该患者实施相应的护理措施。

【情景4】

术后第14天，患者生命体征平稳，拟于当日出院。

任务：请对该患者进行出院健康教育。

参考答案

【情景1】

任务：①询问患者受伤史、致伤原因、外力作用部位、受伤时肢体姿势等，疼痛部位、性质，受伤后的病情变化；②测量生命体征、进行专科查体；③遵医嘱协助患者进行各项辅助检查；④评估患者心理反应、社会状况。

【情景2】

问题1：脊髓损伤是指脊柱骨折或脱位导致脊髓结构及功能的损伤，造成损伤部位以下的脊髓感觉、运动、反射等功能障碍。脊柱损伤是指脊柱受直接或间接的暴力作用导致的脊柱骨折、脱位及韧带损伤。

问题2：根据脊髓损伤后的病理改变严重程度，分为完全损伤和部分损伤两类。

1. 完全损伤　组织结构上远近端已分离，或虽然连续，但传导功能已全部丧失，包括椎体的粉碎性骨折、压缩性骨折或关节突骨折。

2. 部分损伤　脊髓解剖结构的连续性尚未完全破坏，包括棘突骨折、横突骨折、椎体轻度单纯压缩性骨折，根据脊柱的稳定性分为稳定性和不稳定性两类。

问题3：

1. 脊髓震荡　较少见，脊髓损伤最轻微的类型。脊髓受到强烈震荡，但脊髓实质并无损伤，为暂时性的功能抑制。伤后可即刻出现弛缓性瘫痪，损伤平面以下的运动、反射、感觉及括约肌功能完全丧失，但数小时至数日后即可基本恢复，最终完全恢复。

2. 脊髓休克　较常见于严重的脊髓损伤，伤后出现损伤平面以下的弛缓性瘫痪，2～4周后出现损伤平面以下的不同程度痉挛性瘫痪。

3. 脊髓损伤　可因脊髓受压导致血液循环障碍、脊髓软化和萎缩，或脊髓部分挫伤或完全横断，损伤平面以下的运动、感觉和反射功能部分或完全丧失，脊髓内部可出现神经细胞破坏、出血及神经纤维撕裂。上颈椎损伤时四肢均为痉挛性瘫痪，下颈椎损伤时上肢为弛缓性瘫痪，下肢为痉挛性瘫痪。

4. 马尾损伤 第二以下腰椎发生骨折、脱位可导致马尾损伤。马尾完全断裂者较少，可出现损伤平面以下运动、感觉、反射消失及膀胱括约肌功能丧失。马尾未完全断裂者或断裂后神经再生者，功能最终可完全或基本恢复正常。

问题4：脊髓损伤中颈髓损伤是最严重的，又称为高位截瘫，死亡率较高，恢复的可能性较小。

问题5：肌力分5级：0级，肌肉完全瘫痪，无肌肉收缩。Ⅰ级，有肌肉收缩，但不能引起关节活动。Ⅱ级，能引起关节主动活动，但不能抵抗自身重力。Ⅲ级，能对抗自身重力进行关节全范围主动活动，但不能对抗外界阻力。Ⅳ级，能对抗外界中等程度的阻力进行关节全范围主动活动。Ⅴ级，正常肌力。

问题6：

1. X线 可用于检查是否有骨折、脱位。

2. CT 可用于判断脊髓出血及骨损伤等，不能观察到脊髓水肿、缺血等。

3. MRI 早期即可判断脊髓损伤类型、范围及萎缩等情况，是诊断脊髓损伤最重要的方法。

4. 体感诱发电位 可用于测定神经功能，判断脊髓的功能状态，可用于判断神经功能损伤程度及确定损伤平面，但不能作为诊断方法。

问题7：治疗的首要原则是及早解除脊髓受压，提高脊髓恢复的概率。如有骨折可行手法或手术复位，如有血肿可行血肿清除减压。应用地塞米松、甘露醇静脉滴注及高压氧等治疗，可减轻脊髓水肿导致的继发性损害，配合对症支持治疗。

【情景3】

任务1：

1. 低效性呼吸型态 与高位截瘫抑制呼吸肌功能有关。

2. 清理呼吸道无效 与咳痰无力、痰液黏稠、引流不畅有关。

3. 躯体移动障碍 与四肢肌肉瘫痪有关。

4. 体温调节无效 与自主神经功能失调有关。

5. 焦虑、恐惧 与身体功能恢复慢及担心疾病预后有关。

任务2：

1. 一般护理

（1）加强基础护理 应尽量帮助患者，满足患者需求。做好皮肤、口腔护理，嘱患者多进食新鲜蔬菜、水果及富含纤维素的食物，多饮水，预防泌尿系感染。

（2）预防肢体畸形 瘫痪肢体保持功能位，注意观察肢体感觉、运动功能及肌力的恢复情况，坚持功能锻炼，鼓励患者锻炼肢体的自主活动，恢复自理能力。

2. 心理护理 加强与患者的沟通，讲解如何脊髓损伤的特点及治疗、护理的相关知识，使患者及家属掌握正确的自我护理方法。鼓励家属在心理上给予患者支持指导功能锻炼，尽早恢复患者的自理能力。

3. 体温异常的护理 出现体温异常提示病情严重，应立即告知医生并协助处理，物理降温及冬眠低温疗法。

4. 排便护理 多进食含纤维素高的食物，也可进行腹部按摩，促进肠蠕动，保持排便通畅。便秘严重者可服润肠通便药物，必要时可灌肠。

5. 并发症的预防和护理

（1）坠积性肺炎　可指导患者深呼吸、有效咳嗽，患者咳嗽前可叩击其胸背部，使痰液松弛利于排痰，如痰液黏稠，可行雾化吸入，经常帮患者更换体位，利于痰液引流。伴有呼吸困难者，应及早行气管切开。气管切开患者，要做好常规护理。痰液排出困难者可给予吸痰，必要时支气管镜吸痰。

（2）泌尿系统并发症　截瘫患者常有排尿障碍，需留置导尿。导尿期间应注意训练膀胱自律收缩功能，持续导尿 2 ~ 3 周后应改为每 4 ~ 6 小时开放尿管 1 次，以保持膀胱排尿反射。6 ~ 8 周后可改为间断导尿，以训练患者自主排尿功能。鼓励患者多饮水，增加尿量，起到冲洗尿路的作用。常规进行尿管消毒，每日行膀胱冲洗 1 ~ 2 次。导尿管每 2 ~ 4 周更换 1 次，导尿操作应严格无菌。

（3）压疮　截瘫患者由于皮肤感觉丧失，容易出现压疮。应注意保持患者床单位整洁，保证每 2 小时翻身 1 次，经常按摩受压部位，定时用红外线照射，改善局部血液循环。

【情景 4】

任务：

1. 安全教育　遵守交通规则，避开危险环境，从事危险作业者，注意自身安全防护。

2. 指导预防压疮　长期卧床患者注意控制体重，减少皮肤压力，经常翻身，检查受压部位皮肤有无发红，及时按摩。保持皮肤清洁，减少感染可能。加强营养，提高组织修复能力。

3. 指导患者进行肢体的功能锻炼　掌握床上翻身、使用轮椅等技巧，以及借助上肢力量和辅助工具下床活动的方法。

任务四　下肢深静脉血栓护理案例分析

扫码“学一学”

【病历摘要】

王先生，59 岁，因“左下肢发红、肿胀、疼痛 4 天”入院。

【情景 1】

患者于 4 天前出现右侧下肢肿胀、疼痛，逐渐加重，体温逐渐升高，由家人陪同来院就诊。

任务：请收集该患者的病情资料。

【情景 2】

入院查体：T 38.3 ℃，P 108 次/分，R 23 次/分，BP 130/85 mmHg。心肺正常，腹平坦，检查无异常。左下肢皮肤红肿，大腿内侧及小腿背侧触痛明显，小腿有凹陷性水肿，足背动脉搏动正常。

辅助检查：血常规：WBC 10.8×10^9/L，其他正常。肝肾功无异常。B 超示：左股静脉内血栓形成。

入院诊断：左下肢深静脉血栓形成、左下肢静脉炎。

问题 1：什么是深静脉血栓形成？

问题 2：下肢深静脉血栓形成的致病因素有哪些？

问题 3：下肢深静脉血栓形成的主要表现有哪些？

问题4：下肢深静脉血栓形成的主要检查方法有哪些？

问题5：下肢深静脉血栓形成的主要治疗方法有哪些？

【情景3】

入院后给予尿激酶10万单位+5%葡萄糖生理盐水250 ml静脉滴注，每日2次，丹参20 ml+5%葡萄糖注射液250 ml静脉滴注，每日1次，抗生素抗感染治疗。目前已治疗3天，患者左下肢肿胀减轻，体温下降，触痛明显减轻，第1天查血凝正常，第2天复查血凝INR 1.4秒，APTT 47.8秒，第3天复查血凝INR 1.4秒，APTT 49.6秒，其他正常。

任务1：根据患者目前情况提出主要护理问题。

任务2：对该患者实施相应的护理措施。

【情景4】

入院第14天，患者下肢肿胀减轻，拟于次日出院。

任务：请对该患者进行出院健康教育。

参考答案

【情景1】

任务：①询问患者受伤史、致伤原因、外力作用部位、受伤时肢体姿势等，疼痛部位、性质，受伤后的病情变化；②测量生命体征、进行专科查体；③遵医嘱协助患者进行各项辅助检查；④评估患者心理反应、社会状况；⑤询问患者既往疾病及治疗、用药情况。

【情景2】

问题1：深静脉血栓形成是血液在深静脉血管内不正常地凝结，阻塞血管腔，导致静脉血回流障碍，出现一系列症状体征。

问题2：下肢深静脉血栓形成多发生于下肢制动状态，主要致病因素包括：血流缓慢、血液高凝状态及静脉内膜损伤。

问题3：下肢深静脉血栓形成的主要表现有三个：患肢水肿、胀痛及浅静脉怒张。

问题4：彩色多普勒超声检查为首选检查方法，多数可以此确诊。下肢深静脉造影检查是本病最可靠的检查方法，可以用于明确血栓部位、范围、形态及侧支循环情况。

问题5：最有效的方法是溶栓治疗，可单独使用尿激酶、链激酶等药物，也可与肝素等抗凝药物交替使用，还可配合使用丹参、阿司匹林等抗血小板聚集的药物。

【情景3】

任务1：

1. 疼痛　与静脉血栓导致下肢淤血、水肿有关。

2. 焦虑　与担心疾病可能出现的危险及预后不良有关。

3. 潜在并发症　肺栓塞、脑栓塞、出血。

任务2：

1. 一般护理

（1）体位与饮食　急性期患者需绝对卧床2周，患肢严禁按摩，防止血栓脱落，导致肺动脉栓塞。指导患者进食低脂、高纤维素食物，保持排便通畅，戒烟。

（2）观察病情　注意患肢肿胀、皮肤温度变化及末梢动脉搏动情况。如出现血压下降、呼吸困难、胸痛等情况，可能发生肺栓塞，应立即使患者平卧，保持安静，进行高浓度吸氧，迅速报告医生处理，协助医生抢救。

2. 治疗护理

（1）溶栓治疗　常用尿激酶10万U/次，溶于250～500 ml的5%葡萄糖溶液中静脉滴注，每日2次，7～10天为一疗程。

（2）抗凝治疗　常用肝素1 mg/kg体重，加入5%葡萄糖溶液20 ml中静脉注射，每4～6小时一次，每次给药前1小时检查凝血时间。持续5～7天后可改用华法林治疗，用药期间注意定期检查凝血酶原时间。

（3）其他治疗　可使用阿司匹林、丹参、右旋糖酐等作为辅助治疗，用药期间注意观察出血倾向，每日检查凝血时间或凝血酶原时间。

3. 并发症护理

（1）肺栓塞　下肢深静脉血栓最严重的并发症。如患者出现咳嗽、咯痰带血、胸痛、胸闷、口唇发绀等应提高警惕。密切观察患者病情变化，及时告知医生处理。

（2）出血　下肢深静脉血栓在治疗过程中最容易出现的并发症，注意密切观察生命体征，局部及全身有无出血倾向。严格遵医嘱用药，保证时间、剂量准确无误。

【情景4】

任务：①长期卧床患者应注意适当地活动肢体，不能活动的患者可进行被动活动或肌肉按摩，促进血液循环，长时间静脉输液患者，注意保护静脉，防止静脉炎的发生；②指导患者对比观察两下肢周长，及时发现肢体肿胀，一旦出现红肿、胀痛、浅静脉曲张及凹陷性水肿等情况，及时就诊；③嘱患者戒烟，进食低脂、高纤维素食物，多饮水，保持排便通畅。出院后继续遵医嘱服药，定期复查。

任务五　腰椎间盘突出案例分析

扫码“学一学”

【病历摘要】

李先生，38岁，因“腰腿痛11月加重7天”入院。

【情景1】

患者于11月前无明显诱因出现腰腿痛，疼痛向臀部及左下肢放射，于外院就诊，CT示L4～L5椎间盘突出右旁中央型，治疗不详。患者于7天前弯腰干活时症状再次加重，伴有右下肢麻木，行走不能，就诊于当地医院，予甘露醇、地塞米松、理疗＋牵引等保守治疗，未见明显疗效，遂于今日入院就诊。

任务：请收集该患者的病情资料。

【情景2】

入院查体：脊柱无畸形，生理弯曲存在，活动受限，L3～L5压痛阳性，双下肢直腿抬高实验阳性，左侧30°右侧15°。会阴部感觉正常，四肢关节无畸形，双下肢无浮肿。

辅助检查：MRI：腰椎退行性变：L4～L5椎间盘脱出（右侧隐窝型），伴左侧侧隐窝狭窄，相应神经根受压，马尾神经受压；局部腰椎管狭窄。

入院诊断：腰椎间盘突出。

入院后给予患者消肿、止痛、活血等对症治疗。入院第 3 天于全麻下行“腰椎间盘摘除 + 腰椎管减压植骨融合内固定术”。

问题 1：腰椎间盘突出的病因有哪些？

问题 2：腰椎间盘突出的治疗方法有哪些？

【情景 3】

术后第 4 天腰痛明显缓解，双下肢直腿抬高试验阴性，右下肢麻木缓解。

任务 1：根据患者目前情况提出主要护理问题。

任务 2：对该患者实施相应的护理措施。

【情景 4】

术后第 7 天切口愈合良好，伤口拆线后出院。

任务：请对该患者进行出院健康教育。

问题：腰椎间盘突出如何进行功能锻炼？

参考答案

【情景 1】

任务：①询问患者受伤史、致伤原因、外力作用部位、受伤时肢体姿势等，疼痛部位、性质，受伤后的病情变化；②测量生命体征、进行专科查体；③遵医嘱协助患者进行各项辅助检查；④评估患者心理反应、社会状况；⑤询问患者既往疾病及治疗、用药情况。

【情景 2】

问题 1：

1. 椎间盘退行性变　这是基本因素。随着年龄增长纤维环和髓核张力下降，已退变的椎间盘仅需承受无退变椎间盘压力的 43% 即可破裂。

2. 损伤　积累性椎间盘损伤，如反复弯腰、扭腰等是椎间盘变性的主要原因，也是椎间盘突出的诱因。

3. 遗传　<20 岁的青少年发病者中，约 32% 有阳性家族史。

4. 妊娠　由于妊娠期盆腔、下腰部组织充血明显，各种结构相对松弛，而腰骶部又承受较平时更大的重力，增加了椎间盘损害的可能。

问题 2：治疗方法包括：①绝对卧床休息；②持续牵引；③理疗或推拿；④皮质激素硬膜外注射；⑤髓核化学溶解法；⑥严重患者或非手术治疗无效者，可采用经皮髓核切吸术或髓核摘除术，以消除对神经根的刺激或压迫。

【情景 3】

任务 1：

1. 疼痛　与手术切口有关。

2. 躯体移动障碍　与手术后制动体位等有关。

3. 焦虑/恐惧　与担心手术效果有关。

4. 潜在并发症　血管或神经损伤、神经根粘连、椎间盘感染。

任务 2：

1. 搬运　患者由手术室回病房，应用 3 人搬运法将患者移至病床上。搬运人员分别位于病床与患者的外侧，托起肩背部、腰臀部及下肢，保持身体轴线平直。

2. 体位 术后 24 小时内平卧，不翻身，持续卧床 1 ~3 周。

3. 潜在并发症的观察与处理

（1）血管或神经根损伤 术后 24 小时严密观察双下肢感觉、运动功能及排尿情况，以判断有无血管或神经根损伤，同时了解手术效果。

（2）神经根粘连 早期功锻炼能预防神经根粘连，向患者及家属说明早期锻炼的重要性，指导、示范锻炼方法，术后 1 日协助患者做直腿抬高运动，术后 2 天开始主动运动，活动范围由小到大，次数由少到多。

（3）椎间盘感染 椎间盘术后较严重的并发症之一。表现为术后腰痛消失，10 天后再次出现剧烈腰痛，并向臀部、腹部、髂嵴、腹股沟及腹部等放射，但不向双下肢放射。查体可见腰肌反射性紧张；体温不高。主要预防措施：保持手术切口有效引流，防止积血；保持切口敷料干燥；合理使用抗生素；预防身体其他部位感染。一旦出现椎间盘感染，应绝对卧床休息，腰部制动，加强抗感染治疗，同时稳定情绪，佩戴腰围 3 ~4 个月直至血沉恢复正常。

【情景 4】

任务：①宣传有关防治腰腿痛的知识；②嘱有脊髓受压症状的患者，应戴围腰 3 ~6 个月，以保护腰椎，直至神经压迫症状解除；③超重或肥胖者在必要时应控制饮食和减轻体重；④进行腰部活动正确姿势指导避免腰部损伤，活动腰部前应先有预备活动，从事体力强度大的应佩戴有保护作用的宽腰带，切忌过重过量活动或运动；⑤制订康复计划和锻炼项目，坚持锻炼。锻炼要有规律，指导患者做医疗体操，以增加腰背肌的力量。

问题：

1. 四肢肌肉、关节的功能练习 卧床期间坚持定时做四肢关节的活动，以防关节僵硬。

2. 直腿抬高练习 术后第一天开始进行股四头肌的舒缩和直腿抬高练习，每分钟 2 次，抬放时间相等；逐渐增加抬腿幅度，以防止神经根粘连。

3. 腰背肌锻炼 根据术式及医嘱，指导患者锻炼腰背肌，以增加腰背肌肌力、预防腰肌萎缩和增强脊柱稳定性。一般手术后 7 天开始。先用飞燕式，然后用五点支撑法，1 ~2 周后改为三点支撑法；每日 3 ~4 次，每次 50 下，循序渐进，逐渐增加次数。但腰椎有破坏性改变、感染性疾患、内固定物植入、年老体弱及心肺功能障碍的患者不宜进行腰背肌锻炼。

4. 行走训练 制订活动计划，指导患者按时下床活动。坐起前，先抬高床头，再将患者两腿放到床边，使其上身竖直；行走时，有人在旁，直致患者无眩晕和感觉体力可承受后，方可独立行走并注意安全。

附：运动系统常用辅助检查项目

影像学检查

（1）X 线检查。

（2）CT。

（3）MRI。

（4）核素骨扫描。

扫码“练一练”

（刘 萍）

项目五

泌尿生殖系统疾病患者护理案例

任务一　肾结石案例分析

扫码“学一学”

【病历摘要】

张某，男性，33岁，因“右侧腰痛2个月，疼痛加重1天”入院。

【情景1】

患者2个月前无明显诱因出现右侧腰部隐痛，无尿频、尿急、尿痛，数小时后疼痛缓解。入院前1天打篮球时突然出现右侧腰部绞痛，疼痛剧烈，向下放射至外阴部，伴恶心、呕吐。

任务：请收集该患者的病情资料。

【情景2】

患者疼痛为腰部钝痛或隐痛，活动后发作。疼痛持续数十分钟，发作时患者精神恐惧、坐卧不安，伴恶心、呕吐，面色苍白。

入院查体：急性病容，神志清楚，查体合作。T 36.5 ℃，P 70 次/分，R 20 次/分，BP 115/82 mmHg。腹平，无肠型、蠕动波，腹肌软，肝脾肋下未扪及，腹部未扪及包块。右肾区叩击痛（+），输尿管行程区无压痛，耻骨上膀胱区无压痛。双下肢无凹陷性水肿。

辅助检查：尿液检查：镜下血尿。腹部X线检查：腹部X线平片（KUB）示右肾局部呈现高密度钙化影，呈铸型，大小约4.8 cm ×1.9 cm。腹部超声检查：右肾盂内有一大小约5.0 cm ×2.0 cm的结石，肾积水。

入院诊断：右肾结石并积水。

入院后给予患者抗炎、补液、解痉止痛、调节尿pH治疗。拟在椎管内麻醉下行右侧经皮肾镜碎石取石术（PCNL）。

任务1：根据患者目前情况提出主要护理问题。

任务2：对该患者实施相应的护理措施。

任务3：对该患者实施的术前准备工作有哪些？

问题：经皮肾镜碎石取石术（PCNL）的原理是什么？有何优点？

【情景3】

入院第3天，患者在椎管内麻醉下行右侧经皮肾镜碎石取石术（PCNL）。麻醉满意，手术顺利。置双J管，留置右肾造瘘管和导尿管。术后生命体征稳定，T 36.2 ℃，P 80 次/分，R 20 次/分，BP 114/72 mmHg，SpO_2 98%。

任务1：术后一般护理措施。

任务2：术后引流管的护理。

【情景4】

患者术后7天，肾造瘘管引流出鲜红色液体约500 ml，BP 100/60 mmHg，面色苍白，遵医嘱应用止血药、抗生素、补液等对症处理后，颜色逐渐变淡。术后10天，拔除肾造瘘管。拟于当日出院。

任务1：肾结石术后并发症的护理。

任务2：请对该患者进行出院健康教育。

参考答案

【情景1】

任务：①询问既往有无尿路感染、尿路梗阻及尿路手术病史，以及发病后患者用药情况；②测量生命体征，了解是否肾区有压痛、叩击痛。评估疼痛的部位、性质与严重程度、发作情况；③遵医嘱留取血尿便等标本进行实验室常规检查，了解有无血尿、尿路感染情况。进行影像学检查、内镜检查，了解是否有结石等异常发现；④评估患者心理反应、社会状况。了解患者及家属是否了解尿石症及对待疾病的反应。

【情景2】

任务1：

1. 急性疼痛　与结石梗阻有关。

2. 焦虑恐惧　与腰部绞痛和担心手术有关。

任务2：

1. 缓解疼痛　较小活动性的结石会引起肾绞痛，应减少大幅度的活动。每日饮水2500～3000 ml，促进小结石排出。指导患者卧床休息，教会患者缓解疼痛的方法，如可以听音乐分散注意力和做深呼吸放松，配合局部热敷以缓解疼痛。遵医嘱给予解痉药，常用非甾体镇痛药吲哚美辛，或者阿片类止痛药哌替啶，观察并记录疗效。

2. 减轻焦虑　向患者解释手术取石能够改善症状。告诉患者及家属手术的方法和优点，解除患者的顾虑，使其情绪稳定，配合治疗。

任务3：

1. 完善术前准备　遵医嘱完成血常规、凝血功能、肝肾功能、尿常规等检查；心电图检查；B超、腹部X线平片加静脉肾盂造影检查。了解有无出凝血功能障碍及造影剂过敏史、既往尿路感染史。

2. 术前访视　麻醉师和手术室护士向患者介绍麻醉和手术配合，解释手术治疗目的、效果，使患者充分了解手术、配合手术。

3. 术前训练　术前2～3天指导患者床上俯卧位的耐受性锻炼，从俯卧30分钟开始，逐渐延长至2小时，以提高患者对手术的耐受性。告知术后制动、卧床休息的目的，训练床上排便。

4. 术前护理　术前1天做皮肤过敏试验、备血，做好备皮和肠道准备，术前晚必要时给予镇静催眠药。术前禁食12小时、禁饮6～8小时。

问题：PCNL是经超声或X线检查定位，通过建立皮肤至肾内的操作通道，插放肾镜，直视下击碎并取出肾结石的一种治疗方法。PCNL的优点是能直视下发现结石并碎石取石，可一次将结石击碎、实时全部取出；操作可以随时停止、分期进行；损伤小，术后痛苦小、恢复快。

【情景3】

任务1：

1. 休息与活动 术后去枕平卧6～8小时，麻醉清醒后取健侧卧位或者半卧位，鼓励患者多饮水、勤排尿。

2. 病情观察 观察生命体征，尿液颜色和性状。做好皮肤护理，预防压疮。

任务2：

1. 肾造瘘管的护理

（1）造瘘管的管理 妥善固定，防止受压、扭曲、折叠，保持引流通畅，定时挤压。引流管位置不得高于造瘘口，防止引流液逆流引起感染。

（2）观察记录 观察引流液的颜色、性状、量，观察结石排出情况。

（3）拔管护理 术后3～5日，尿液转清、体温正常，考虑拔管。拔管前先夹闭肾造瘘管24～48小时，若患者无发热、肾区胀痛、渗尿等，可拔除造瘘管。

2. 双J管的护理 术后输尿管内放置双J管，可起到内支架和内引流的作用，促进小结石的排出。鼓励患者多饮水、勿憋尿，保持大便通畅，避免剧烈咳嗽等使腹压增高，不做剧烈弯腰和下蹲动作，防止双J管移位。双J管一般留置4～6周，经腹部超声或X线确定无结石残留，在膀胱镜下取出。

【情景4】

任务1：

1. 出血 PCNL术后早期，肾造瘘管引流液通常为血性尿液，一般1～3天内尿液颜色逐渐转清，不需要处理。患者术后第7天短期内肾造瘘管引流大量鲜红色液体，最可能的并发症为出血，是PCNL最常见、最危险的并发症。护理措施如下。

（1）立即报告医师，嘱患者卧床制动，安慰患者及家属。

（2）遵医嘱应用止血药、抗生素、补液等对症处理。若持续出血，可夹闭肾造瘘管1～3小时，使肾盂内压力增高，达到压迫止血的目的，如出血停止，生命体征平稳，可重新开放肾造瘘管。

（3）持续心电监测，密切观察心率、血压、呼吸、SpO_2变化。

2. 感染 观察患者体温变化。遵医嘱应用抗生素，嘱患者多饮水；保持引流管通畅，做好留置导尿管的护理。

3. 输尿管损伤 术后观察有无漏尿及腹膜炎征象，一旦发生，及时报告医生处理。

任务2：

1. 饮食指导 嘱患者大量饮水。每日饮水2000～3000 ml，以增加尿量，稀释尿液，减少尿中晶体沉积，保持每日尿量在2000 ml以上。睡前及半夜饮水，保持夜间尿液呈稀释状态。禁食辛辣刺激食物，根据结石成分指导饮食，少食菠菜、苋菜、竹笋、豆制品、动物内脏、坚果等，抑制结石形成。

2. 双J管的家庭自我管理 指导患者注意休息，短期内避免剧烈活动，不能从事重体力劳动，若出现轻微腰痛、尿急、尿痛、尿频时，多为双J管膀胱端刺激所致，一般多饮水、减少活动和对症处理后可缓解；嘱患者术后4周回院复查并拔除双J管。

3. 复诊指导 定期复查腹部X线片或B超，了解有无复发及残余结石情况，若出现腰痛、血尿、发热等症状，及时就诊。

任务二 前列腺增生案例分析

扫码“学一学”

【病历摘要】

刘某，男性，60岁，因“进行性排尿困难2年余，加重5天”入院。

【情景1】

患者于2年前无明显诱因出现排尿困难、排尿费力、尿线变细、尿滴沥、尿分叉，伴夜尿次数增多，约每晚3次，无尿急、尿痛及肉眼血尿，无排尿中断，无腰腹部疼痛不适，无寒战、发热，无头痛、头晕及恶心、呕吐，当地医院行B超提示前列腺增生（具体大小不详），给予口服保列治和哈乐治疗，5天前不能排尿伴下腹部胀痛不适，于当地医院导尿后缓解，为进一步诊治入院。

任务：请收集该患者的病情资料。

问题：患者为什么会突然不能自行排尿？

【情景2】

患者神志清，精神尚可。发病以来睡眠较差。

入院查体：T 36.0 ℃，P 74次/分，R 20次/分，BP 165/100 mmHg。双肾区无隆起，无压痛、叩击痛，双侧输尿管无压痛；耻骨上膀胱区无充盈，未触及肿物，无叩压痛；尿管留置，尿管通畅，尿色淡黄。既往有高血压病史5年，最高血压170/110 mmHg，未规律服降压药。否认冠心病及糖尿病病史，否认肝炎、结核等传染病史。否认药物、食物过敏史。无外伤、手术及输血史。有饮酒、吸烟史10年，无家族史。

辅助检查：直肠指检：肛门括约肌张力正常，前列腺Ⅱ°增大。中央沟变浅，前列腺表面光滑，质地韧，未扪及结节，无触痛，压痛，指套退出无染血。经直肠彩超提示：前列腺增生，大小为5.8 cm×4.5 cm×3.8 cm。

实验室检查：血清前列腺特异抗原（PSA）2.5 ng/ml，游离PSA/总PSA（FPSA/TPSA）30%。

入院诊断：良性前列腺增生症（BPH），高血压（2级，高危组）。

入院后给予患者药物及静脉补液治疗。拟在连续硬膜外麻醉下行经尿道前列腺电切术（TURP）。

任务1：根据患者目前情况提出主要护理问题。

任务2：对该患者实施相应的护理措施。

任务3：术前准备工作。

【情景3】

入院第5天，患者在连续硬膜外麻醉下行经尿道前列腺电切术（TURP）。麻醉满意，手术顺利。留置三腔导尿管，一级护理。术毕回房，T 36 ℃，P 82 次/分，R 20 次/分，BP 130/80 mmHg，SpO_2 99%。

任务1：术后患者的一般护理。

任务2：术后患者存在的主要护理问题。

任务3：对该患者实施的护理措施。

【情景4】

患者术后7天，尿液颜色清澈，拔除导尿管。拟于当日出院。

任务：请对该患者进行出院健康教育。

参考答案

【情景1】

任务：①询问患者排尿情况，发病以来饮食习惯、排尿习惯、睡眠情况等，了解既往发生尿潴留、尿失禁情况；②测量生命体征、进行专科查体；③遵医嘱留取血尿便等标本常规检查、肾功能检查、超声检查等；④评估患者心理反应、社会状况。了解患者是否因夜尿、排尿困难、尿潴留感到焦虑及生活不便。家属是否给予理解和关心。

问题：患者发生了急性尿潴留，即增生的前列腺压迫尿道使之弯曲、变窄，尿道阻力增加。因气候变化、劳累、饮酒、便秘、久坐等因素，使前列腺突然充血、水肿导致急性尿潴留。患者不能排尿、膀胱胀满，常需到医院急诊导尿。

【情景2】

任务1：

1. 排尿型态改变　与尿道狭窄有关。

2. 潜在并发症　尿失禁、尿潴留。

3. 焦虑　担心手术及预后。

任务2：

1. 安全护理　患者夜尿次数增加，嘱患者白天多饮水，睡前少饮水。夜间睡前在床边为患者准备便器。如需起床如厕，应有家属或护士陪护，以防跌倒。遵医嘱服用药物，减轻梗阻症状。

2. 并发症的护理　告知患者遵医嘱按时服药。用药后卧床休息，改变体位时动作要慢，预防跌倒，同时与其他降压药分开服用，避免对血压的影响。膀胱过度充盈，少量尿液从尿道口溢出，发生充溢性尿失禁，告知患者不要憋尿。劳累、受凉、饮酒、便秘、久坐等因素易导致前列腺充血水肿引起急性尿潴留，要告知患者避免这些诱发因素。发生急性尿潴留，及时到医院处理。

3. 心理护理　应向患者主动介绍手术方法，也可介绍科室内恢复较好的患者，与之进行交流，以增强信心，配合治疗；做好家属工作，争取亲属在心理、经济上的积极支持和配合，解除患者顾虑。

任务3：

1. 鼓励患者多饮水，注意个人卫生，预防泌尿系感染。完善各项术前检查。

2. 了解患者排便情况，对习惯性便秘的患者可口服缓泻药物，保持大便通畅。术前12小时禁食，4～6小时禁水，术前晚清洁灌肠，对入睡困难者，可根据情况适当给予镇静安眠药，以保证患者的休息。

3. 术前一日根据手术需要，备皮，清洁皮肤。

4. 术晨全面检查术前准备情况，测体温、脉搏、呼吸、血压，发现体温、血压升高，及时通知医生，必要时延期手术。留置导尿管引流尿液。

【情景3】

任务1：

1. 立即吸氧，心电监护，观察患者的生命体征。

2. 术后6小时无恶心、呕吐，可进流质饮食，1～2日后无腹胀即可恢复正常饮食。鼓励多饮水，2000 ml/d左右。

3. 准确记录24小时出入量，及时发现并发症的发生，发现异常，立即报告医生处理。

4. 要保持大便通畅，大便时不宜过分用力。注意多喝水，适当进食水果、蔬菜等有利于大便的排出，必要时可服用润肠剂或缓泻剂。避免腹压增高引起出血。

5. 膀胱冲洗的护理：注意冲洗液的温度要适宜，流速要根据引流液的颜色即出血情况来调节，开始时速度可较快，如引流液颜色深出血多时，流速可呈线状。如引流液较清亮，可放慢冲洗速度，以后改为间断冲洗。

6. 引流管的护理：导尿管妥善固定，将小纱布条缠绕导尿管并打一活结置于大腿内侧，稍加牵引，以利于导尿管的水囊压迫止血作用。保持引流通畅，防止导尿管折叠、扭曲、受压、堵塞。会阴消毒每日2次。术后5～7日尿液颜色清澈，即可拔除导尿管。

任务2：

1. 疼痛　与逼尿肌功能不稳定、导尿管刺激、膀胱痉挛等有关。

2. 潜在并发症　术后出血、电切除综合征、尿失禁、尿道狭窄。

任务3：

1. 减轻疼痛　部分患者手术后，因膀胱痉挛患者自觉尿道烧灼感、疼痛。应及时安慰患者，缓解其紧张焦虑情绪；保持尿管引流通畅；膀胱冲洗液温度要适宜，可用温热毛巾热敷会阴部；也可放出导尿管气囊内的部分液体；遵医嘱给予解痉镇痛药。

2. 并发症的护理

（1）术后出血　保持大便通畅，避免排便用力时腹压增高引起出血；术后早期禁止灌肠或肛管排气，避免刺激前列腺窝引起出血。发现异常及时报告医生进行处理。

（2）电切除综合征　典型的TURS患者表现为循环系统及神经系统功能异常，一旦发生，可立即采取以下措施：①立即减慢输液速度；②静脉输注3%氯化钠溶液改善低血钠水平；③静脉注射利尿药；④持续吸氧，纠正血压下降、脉搏缓慢症状；⑤心力衰竭时酌情应用洋地黄类药物；⑥出现脑水肿征象时行脱水降颅压治疗并静脉滴注地塞米松；⑦应用对肾功能无明显损伤的抗生素预防感染。

（3）尿失禁　多为暂时性，一般几日到1个月可自行恢复，向患者及家属解释清楚，减轻思想顾虑。个别患者尿失禁时间比较长，可指导患者进行盆底肌训练、膀胱功能训练，并配合药物治疗，必要时行电刺激、生物反馈治疗，一般在半年到1年多可恢复正常。

（4）尿道狭窄　远期并发症，与尿道瘢痕形成有关。定期检测残余尿量、尿流率，必要时行尿道扩张术或尿道狭窄切除术。

【情景4】

任务：

1. 活动指导　注意休息，劳逸结合，保证睡眠充足。术后1~2个月内避免久坐、剧烈活动和体力劳动，如性生活、提重物、乘坐长途车、长时间骑自行车等，防止继发性出血。

2. 保持大便通畅　多喝水多食蔬菜水果，忌烟酒辛辣，保证大便通畅，以免腹压增加引起继发性出血。

3. 康复指导　若有溢尿现象，指导患者继续做肛提肌训练，以尽快恢复尿道括约肌功能。

4. 复查　如出现尿线变细、排尿困难、阴囊肿痛、发热等症状，及时去医院就诊。

扫码“学一学”

任务三　肾病综合征案例分析

【病历摘要】

齐某，女性，18岁，因“反复水肿、腹胀4年余，加重1个月”入院。

【情景1】

患者4年前因全身水肿及腹胀在当地医院就诊，诊断为“肾病综合征”，出院后服用“泼尼松龙”及“肾炎康复片”，半月后尿蛋白转阴。之后因感冒复发两次，重新使用激素后尿蛋白转阴，水肿好转。为求进一步诊治入院。

任务：请收集该患者的病情资料。

【情景2】

患者面色苍白，疲乏无力，全身水肿。发病以来饮食尚可，精神欠佳。

入院查体：T 36.2 ℃，P 92 次/分，R 25 次/分，BP 150/95 mmHg。满月脸，颜面及胸部可见痤疮，未见蝶形红斑，眼睑结膜水肿，口腔未见溃疡。心脏未见明显异常，上肢水肿（+），双下肢水肿（++++），皮肤紧张发亮，全身呈凹陷性水肿。

辅助检查：尿常规：尿蛋白（++++）。血常规：WBC 10×10^9/L，Hb 120 g/L。肝功能：总蛋白31.1 g/L，白蛋白20.1 g/L，三酰甘油1.92 mmol/L，血胆固醇18.8 mmol/L。肾功能：血肌酐56 μmol/L。

入院诊断：原发性肾病综合征。

入院后给予患者免疫抑制、抗凝治疗、利尿、消肿、降尿蛋白治疗。

任务1：患者目前主要存在的护理问题。

任务2：对该患者实施相应的护理措施。

任务3：使用利尿药和激素的观察要点。

问题1：肾病综合征最主要的并发症是什么？

问题2：该患者为什么是全身凹陷性水肿？

【情景3】

患者入院后16天，全身水肿明显减轻，皮肤完好无损，无感染等并发症。拟于当日出院。

任务：请对该患者进行出院健康教育。

参考答案

【情景1】

任务：①询问患者发病情况及水肿消长情况；②测量生命体征，进行专科查体，查看患者水肿情况；③遵医嘱留取血尿便等标本进行常规检查。了解尿蛋白情况、血浆蛋白变化、血脂情况，进行肾功能检查；④评估患者心理反应及家属对疾病的态度。

【情景2】

任务1：

1. 体液过多　与低蛋白血症引起血浆胶体渗透压下降有关。

2. 营养失调　低于机体需要量，与蛋白大量丢失有关。

3. 有皮肤完整性受损的危险　与高度水肿、营养不良有关。

4. 有感染的危险　与机体抵抗力下降、使用激素有关。

任务2：

1. 卧床休息，取半坐卧位，增加肾血流量，使尿量增加，减轻肾脏负担。控制入水量：轻、中度水肿者，尿量 >1000 ml/d，钠盐摄入少于3 g/d；严重水肿者，无盐饮食，水摄入量 <1000 ml/d。遵医嘱应用利尿消肿药物，注意观察药效和不良反应。严密观察水肿消长情况，监测体重及腹围，严格记录24小时出入量，尤其尿量的变化；监测肾功能变化，警惕肾功能衰竭的发生。严重时出现腹腔、胸腔积液，伴有尿量减少。

2. 适当摄入蛋白质。给予高维生素、低脂、低盐（每日1～3 g食盐）、优质蛋白质饮食（富含必需氨基酸的动物蛋白）。保证热量摄入：低蛋白饮食患者需注意补充足够的热量，以免引起负氮平衡。每日每千克体重不少于126～147 kJ（30～50 kcal）。准确记录24小时出入量。

3. 水肿明显时应加强皮肤护理，定时翻身，经常更换体位，避免皮肤长时间受压，预防压疮的发生。保持皮肤清洁，衣物要宽松、柔软，对皮肤无刺激性，勤更换。

4. 注射部位要延长按压时间，选用小号针头，避免医源性皮肤损伤，减少皮肤感染机会。做好口腔及皮肤护理，保持个人卫生，严格无菌操作。减少探视，预防交叉感染。密切观察体温变化，及时发现感染征象。每日病房定时通风，紫外线空气消毒，限制探视。

任务3：

1. 利尿药物　使用速尿时要特别注意有无药物毒性症状的发生，以及血压、脉搏、体重等方面的变化。要密切注意观察有无血容量不足的症状出现，比如体位性低血压而致的头晕、心慌、体重减轻、皮肤弹性下降等。

2. 激素　注意观察有无糖皮质激素的不良反应：①消化道黏膜出血；②血糖升高，导致肾性糖尿病；③血压升高，导致肾性高血压；④骨质疏松，股骨头坏死；⑤免疫力低下；⑥向心性肥胖。

扫码“练一练”

问题1：感染。肾病综合征最主要的并发症。常见感染部位是呼吸道、泌尿道、皮肤。

问题2：肾病综合征水肿。由于大量蛋白尿造成血浆蛋白过低，水钠潴留，液体进入皮下组织间隙，产生水肿，皮肤因此变得没有“弹性”，所以按压下去不易恢复，故称凹陷性水肿。

【情景3】

任务：①注意休息，避免劳累和剧烈运动；避免受凉；②保持乐观，树立战胜疾病的信心；③适度活动，避免血栓形成等并发症；④有水肿时限制钠盐摄入量；⑤遵医嘱用药，勿自行减量或停用激素，了解服用药物常见的不良反应；⑥定期门诊随访，监测肾功能变化。不适随诊。

附：泌尿系统疾病常用辅助检查

1. 实验室检查

（1）尿液检查

1）尿三杯试验　用于判断镜下血尿或脓尿的来源和病变部位。

2）尿脱落细胞学检查　用于肿瘤的初步筛查。

3）尿病原微生物检查　初步判断细菌种类，供用药参考。

（2）肾功能检查　尿比重、血尿素氮和血肌酐、内生肌酐清除。

（3）血清前列腺特异性抗原（PSA）。

2. 影像学检查

（1）超声检查　疾病的诊断、筛查、随访。

（2）X线检查　尿路平片、排泄性尿路造影。

（3）CT　诊断器官和病灶的形态组织密度。

（4）MRI　显示被检查器官的功能和结构、脏器血流灌注情况。

3. 器械检查　Foley导尿管导尿检查、尿道探子检查及尿道扩张（尿道探条）。

（高东霞）

项目六

内分泌系统疾病患者护理案例

任务一　2 型糖尿病案例分析

扫码“学一学”

【病历摘要】

郑某，男性，56 岁，因“反复多饮、多食、多尿伴消瘦 20 余年加重 1 个月，右足部酸麻、疼痛、间歇性跛行 4 月余”入院。

【情景 1】

患者于 20 余年前无明显诱因下出现多饮、多食、多尿，伴有消瘦，在当地医院就诊，查空腹血糖 9. 7 mmol/L，诊断为“2 型糖尿病”，予消渴丸 5 粒（每日 3 次），迪化糖锭 250 mg（每日 3 次）治疗，症状逐渐减轻，血糖下降。之后一直规律服用上药，病情控制较为平稳。

任务：请收集该患者的病情资料。

【情景 2】

4 个月前患者自觉右足部麻痹、酸痛，继而行走 300 米便出现跛行的现象，并且 1 个月前患者自感口渴、多饮、乏力症状明显加重，遂入院就诊。

入院查体：T 37 ℃，P 80 次/分，R 16 次/分，BP 135/80 mmHg，神志清，消瘦貌，两肺呼吸音尚清，未闻啰音，腹软无压痛，肝脾肋下未及。四肢肌力 5 级，四肢肌张力正常。双下肢无水肿，右足背动脉搏动未扪及。

辅助检查：血常规：Hb 120 g/L，WBC 7. 6 $\times 10^{9}$/L，PLT 267 $\times 10^{9}$/L。空腹血糖 11. 5 mmol/l，餐后 2 小时 17. 5 mmol/l。尿常规：微混浊、葡萄糖（+++）、蛋白（-）。总蛋白 54. 2 mmol/L，白蛋白 30. 3 mmol/L，尿素氮 15 mmol/L，肌酐 259 μmol/L，胆固醇 7. 88 mmol/L。

肝胆脾双肾 B 超未见异常。CT 动脉造影发现下肢动脉闭塞。

入院诊断：2 型糖尿病；糖尿病足。

入院后胰岛素控制血糖，并予抗凝、扩血管治疗。

任务 1：根据患者目前情况提出主要护理问题。

任务 2：对该患者实施相应的护理措施。

问题 1：口服葡萄糖耐量试验（OGTT）如何正确操作？

问题 2：护士应怎样配合医生开展糖尿病治疗？

【情景3】

入院后第二天，患者足部持续性疼痛，行CT动脉造影发现下肢动脉闭塞。

问题：对于糖尿病足怎样进行护理？

【情景4】

入院第14天，患者血糖控制平稳，症状缓解，拟于当日出院。

任务：请对该患者进行出院健康教育。

参考答案

【情景1】

任务：①询问患者足部疼痛发生的时间，是否有伴随症状；②测量生命体征、进行专科查体；③遵医嘱留取血、尿、便等标本；④评估患者心理反应、社会状况。

【情景2】

任务1：

1. 营养失调 低于机体需要量，与胰岛素分泌或作用缺陷有关。

2. 有感染的危险 与糖尿病血糖升高有关。

3. 知识缺乏 与缺乏与疾病相关性的知识有关。

4. 情绪改变 焦虑，与患者担心疾病预后有关。

5. 潜在并发症 低血糖、酮症酸中毒、高血糖高渗状态。

任务2：

1. 控制血糖、血脂、血压、体重在理想范围。
2. 预防感染。
3. 预防低血糖。告知患者和家属不能随意更改降糖药物及其剂量；活动量增加时，要减少胰岛素的用量并及时加餐。初用各种降糖药时要从小剂量开始，然后根据血糖水平逐步调整药物剂量。
4. 预防酮症酸中毒、高血糖高渗状态。定期监测血糖，应激状况时每天监测血糖。

问题1：试验当天晨空腹取血测血糖后，将75 g无水葡萄糖（儿童为1.75 g/kg，总量不超过75 g）溶于300 ml水中，协助患者于5分钟内服下，从服糖第一口开始计时，其后0.5小时、1小时、2小时、3小时分别抽血测血糖。嘱患者试验前禁食8～10小时；试验过程中禁烟、酒、咖啡和茶，不做剧烈运动，无须绝对卧床。试验前3～7天停服利尿剂、避孕药等可能影响OGTT的药物，且前3天每天饮食需含碳水化合物至少150 g，试验日晨禁止注射胰岛素。

问题2：糖尿病治疗强调早期、长期、综合治疗及治疗方法个体化的原则。综合治疗包括两个含义：糖尿病教育、饮食治疗、运动锻炼、药物治疗和自我监测5个方面，以及降糖、降压、调脂和改变不良生活习惯4项措施。

【情景3】

问题：①足部观察与检查 每天检查双足，了解足部有无感觉减退、麻木、刺痛感；②保持足部清洁，避免感染；③预防外伤，外出时不可穿拖鞋，以免踢伤；应选择轻巧柔软、透气性好、前端宽大、圆头、有带或鞋袢的鞋子，鞋底要平、厚；④促进肢体血液循环，应避免盘腿坐或跷二郎腿；⑤积极控制血糖。

【情景4】

任务：①改变不良的生活方式，戒烟、限酒，合理膳食，经常运动；②病情监测指导，指导患者每3～6个月复检GHbA1c。指导患者学习和掌握监测血糖、血压、体重指数的方法，了解糖尿病的控制目标；③指导患者口服降糖药及胰岛素的名称、剂量、给：药时间和方法，教会其观察药物疗效和不良反应。使用胰岛素的患者，应教会患者或其家属掌握正确的注射方法；④导患者正确处理疾病所致的生活压力，树立起与糖尿病做长期斗争及战胜疾病的信心；⑤指导患者掌握糖尿病足的预防和护理知识。

任务二　甲状腺功能亢进案例分析

扫码“学一学”

【病历摘要】

刘某，女性，44岁，因“反复食欲亢进、消瘦、心悸、情绪激动伴颈部增粗8年，加重一月”入院。

【情景1】

患者于8年前因工作紧张，性急烦躁，自觉难以控制，伴食欲亢进，但体重却有所下降，偶感心悸，无明显胸闷气促的表现。曾于当地医院就诊，查甲功谓有“甲亢”，予以服药治疗，具体不详，后症状有明显改善，同时却脖子略有增粗的表现，但无呼吸困难和吞咽困难等表现，持续服药1年后停药，停药后没有定期复查。

任务：请收集该患者的病情资料。

【情景2】

一月前再次出现如上症状，伴脖子增粗，颈前肿物如鸡蛋大小，双侧对称，质中，可随吞咽上下移动，无伴呼吸及吞咽困难，无声嘶，再次就诊，考虑甲亢复发，考虑手术治疗。

入院查体：T 36 ℃，P 98次/分，R 16次/分，BP 135/85 mmHg，神志清，精神可，消瘦貌，颈静脉怒张，甲状腺1度肿大，血管杂音（+），双手平伸震颤（+）。

辅助检查：甲状腺功能：FT_3 7.09 pmol/L（参考值6.0～11.4 pmol/L），FT_4 14.89 pmol/L（参考值10.3.0～25.7 pmol/L），TSH 1 mU/L（参考值2～10 mU/L）。

入院诊断：甲状腺功能亢进。

入院后，考虑有手术指征，计划手术，予复方碘溶液，以10滴每天三次的术前准备方式服用7天。

任务1：根据患者目前情况提出主要护理问题。

任务2：对该患者实施相应的护理措施。

问题1：该患者手术前为何服用复方碘溶液？

问题2：甲状腺功能亢进有哪些治疗方法？

【情景3】

手术后次日，患者出现高热（39.3 ℃）、脉快而弱（130次/分）、大汗、烦躁不安，给予碘汁、激素等治疗，患者情况稳定。

问题： 什么是甲状腺危象？怎样护理？

【情景4】

入院第14天，患者呼吸平稳，无头痛头晕，右侧肢体麻木感较前减轻，生命体征平稳，拟于当日出院。

任务： 请对该患者进行出院健康教育。

参考答案

【情景1】

任务： ①询问患者颈部增粗的时间变化，是否还伴有其他症状；②测量生命体征、进行专科查体；③遵医嘱留取血、尿、便等标本；④评估患者心理反应、社会状况。

【情景2】

任务1：

1. 营养失调 低于机体需要量，与甲亢所致代谢需求显著增高有关。

2. 清理呼吸道无效 与咽喉部及气管受刺激、分泌物增多及切口疼痛有关。

3. 潜在并发症 呼吸困难和窒息、喉返神经损伤、喉上神经损伤、手足抽搐、甲状腺危象等。

任务2：

1. 术前护理

(1) 休息与心理护理：多与患者交谈，消除顾虑和恐惧心理，避免情绪激动。

(2) 配合术前检查。

(3) 正确指导患者使用碘剂。

(4) 给予高热量、高蛋白质和富含维生素的食物，加强营养支持，纠正负氮平衡。

2. 术后护理

(1) 体位和引流，指导患者在床上变换体位、起身、咳嗽时可用手固定颈部以减少震动。

(2) 保持呼吸道通畅。

(3) 并发症的观察与护理：密切监测呼吸、体温、脉搏、血压的变化，观察患者发音和吞咽情况。及早发现术后并发症，并及时通知医师、配合抢救。

(4) 饮食与营养：术后清醒患者，即可给予少量温水或凉水。

问题1： 甲亢手术前，服用复方碘溶液可抑制蛋白水解酶，减少甲状腺球蛋白的分解，抑制甲状腺素的释放，有助于避免术后甲状腺危象的发生。碘剂还能减少甲状腺的血流量，减少腺体充血，使腺体缩小变硬，有利于手术进行及减少出血。

问题2： 目前普遍采用的3种疗法：抗甲状腺药物治疗、放射性碘治疗和手术治疗。甲状腺大部切除术是目前对中度以上甲亢最常用而有效的方法，能使90% ~ 95%的患者获得痊愈。

【情景3】

问题： 甲亢危象是甲亢术后的严重并发症之一，与术前准备不足、甲亢症状未能很好控制及手术应激有关。表现为术后12 ~ 36小时内出现高热（>39 ℃）、脉快而弱（>120

次/分）、大汗、烦躁不安、谵妄，甚至昏迷，常伴有呕吐、水泻。若不及时处理，可迅速发展至虚脱、休克、昏迷甚至死亡。护理：建立静脉通路、吸氧、降温；安静、低温环境，加强基础护理；遵医嘱用药，观察药物不良反应。

【情景4】

任务：

1. 康复与自我护理指导　指导患者愉快、心境平和。合理安排休息与饮食，维持机体代谢需求。鼓励患者尽可能生活自理，促进康复。

2. 用药指导　说明甲亢术后继续服药的重要性并督促执行。教会患者正确服用碘剂的方法，如将碘剂滴在饼干、面包等食物上，一并服下，以保证剂量准确，减轻胃肠道不良反应。

3. 复诊指导　嘱咐出院患者定期至门诊复查，以了解甲状腺的功能，出现心悸、手足震颤、抽搐等情况及时就诊。禁烟酒，控制体重。

附：内分泌系统常用辅助检查项目

1. 实验室检查

（1）血液检查　血常规、肝功能、肾功能、血糖。

（2）尿液检查　尿常规、尿蛋白定量。

（3）糖耐量实验。

（4）甲状腺激素测定。

2. 甲状腺B超

3. 基础代谢率

4. ^{131}I摄取率

（刘春娜）

扫码“练一练”

扫码“学一学”

项目七

神经系统疾病患者护理案例

任务一　颅脑损伤案例分析

【病历摘要】

安某，男性，34岁。因“头部外伤18小时”入院。

【情景1】

患者受伤后神志不清，持续约3小时后苏醒，主诉头痛。2小时前，患者再次神志不清，烦躁不安，频繁呕吐，呈喷射状。

任务：请收集该患者的病情资料。

【情景2】

入院查体：T 36.4 ℃，P 64 次/分，R 12 次/分，BP 130/88 mmHg。患者深昏迷，呼之不应，右侧瞳孔散大，对光反射消失，心肺正常，左侧下肢病理征阳性。

辅助检查：CT示：颅盖骨折，颅骨内板下方见梭形高密度影。

任务1：根据患者目前情况提出主要护理问题。

任务2：对该患者实施相应的护理措施。

问题1：该患者疾病诊断是什么？诊断依据是什么？

问题2：颅内血肿按血肿部位分为哪几种类型？按发病时间分为哪几种类型？

问题3：该患者的护理过程中应重点观察哪些方面？

问题4：患者出现哪些表现时可能提示出现了脑疝？

【情景3】

患者术后3天，实验室检查结果显示血细胞分析：Hb 160 g/L，WBC 15.6×10^9/L，中性粒细胞80%，尿常规阴性。血气分析：PH 7.2。血生化检查：钾5.8 mmol/L，钠126 mmol/L，钙2.45 mmol/L。

问题：该患者术后有无感染及发生了何种体液及酸碱失衡失调？诊断依据是什么？

【情景4】

患者入院1月后，主诉一般情况良好，无畏寒发热，无腹痛腹胀，大小便正常。查体：T 36 ℃，P 75 次/分，R 19 次/分，BP 110/70 mmHg，心肺未见异常，腹软，肝脾肋下未及，脑外伤遗留了轻微的语言、运动和智力障碍，拟于当日出院。

任务：请对该患者进行出院健康教育。

参考答案

【情景1】

任务：

1. 根据主诉及相关鉴别询问　①受伤情况：受伤过程、具体部位和程度；②意识障碍：发生的时间、程度、持续时间；③有无呼吸、脉搏、血压变化；④伴随症状：有无四肢抽搐、外耳道和鼻孔流血。

2. 诊疗经过　①是否曾到医院就诊，做过哪些检查；②治疗情况。

3. 一般情况　近期饮食、睡眠、大小便及体重变化情况。

【情景2】

任务1：

1. 意识障碍　与脑损伤、颅内压增高有关。

2. 潜在并发症　脑疝等。

3. 躯体活动障碍　与脑组织受压后肢体功能障碍有关。

4. 营养失调　与脑损伤后进食障碍及高代谢状态等有关。

5. 自理能力缺陷

6. 有皮肤完整性受损的危险　与长期卧床有关。

任务2：

1. 一般护理　给患者提供安静、温湿度适宜、光照适宜的环境。保持患者侧卧位，便于呼吸道分泌物排出。

2. 病情观察　严密观察患者意识状态、生命体征、瞳孔、神经系统病症等变化，及时发现颅内压增高迹象。

3. 对症护理　保持呼吸道通畅，及时清除呼吸道分泌物和呕吐物，持续或间断给氧，遵医嘱使用降颅压药物，防治脑水肿。癫痫发作时予以抗癫痫药物。

4. 用药护理　遵医嘱使用甘露醇或其他降颅压药物，遵医嘱应用抗生素预防感染，注意观察用药后效果和不良反应。

5. 心理护理　待患者病情稳定后，与患者多沟通交流，转移其注意力，减轻疼痛。鼓励患者积极配合治疗。

问题1：该患者疾病诊断为硬脑膜外血肿。诊断依据：①中年男性，头部外伤后意识不清楚2小时；②有昏迷、清醒、再昏迷的意识障碍过程；③有头痛、恶心、喷射状呕吐；④体征：左侧下肢病理征阳性；⑤头颅CT：颅骨内板下方见梭形高密度影。

问题2：颅内血肿按血肿部位分为硬脑膜外血肿、硬脑膜下血肿和脑内血肿。按发病时间分为急性（3日内）、亚急性（3日~3周）和慢性（3周以上）。

问题3：观察重点为意识状态、瞳孔的变化、生命体征、神经系统体征、恶心呕吐、血压、脉搏以及相关检查（CT和颅内压监测）等方面。

问题4：患者深昏迷，呼之不应，右侧瞳孔散大，对光反射消失，心肺正常，左侧下肢病理征阳性。

【情景3】

问题：该患者术后发生了感染及低渗性缺水、高钾血症、代谢性酸中毒。

判断依据：WBC 15.6×10^9/L，中性粒细胞 80%，提示感染。血气分析：PH 7.2。血生化检查：钾 5.8 mmol/L，钠 126 mmol/L，提示低渗性缺水、高钾血症、代谢性酸中毒。

【情景 4】

任务：

1. 心理指导 鼓励和指导患者尽早自理生活，对恢复过程中可能出现的头痛、耳鸣、记忆力减退的情况，给予适当解释和宽慰，使其树立信心，帮助患者尽早适应生活。

2. 加强营养 注意休息，养成良好的饮食习惯和生活方式。

3. 加强安全防范意识 遵守交通规则，防止意外损伤。

4. 康复训练 脑外伤遗留了轻微的语言、运动和智力障碍，伤后 1 ~2 年内有部分恢复的可能。提高患者自信心，协助患者制订康复计划，进行语言、运动、记忆力等方面的训练，尽可能改善生活自理能力和社会适应能力。

扫码“学一学”

任务二 脑出血案例分析

【病历摘要】

患者，女性，61 岁，患高血压 10 年，因“突发头痛，左侧肢体活动受限 2 小时”入院。

【情景 1】

患者外出扫雪时突发头痛，左侧肢体活动不灵，立即被同伴送到社区医疗中心就诊。

任务 1：请收集该患者的病情资料。

任务 2：急性脑卒中的院前处理包括哪些方面?

【情景 2】

入院查体：T 36.8 ℃，P 75 次/分，R 18 次/分，BP 180/100 mmHg。神志清楚，言语流利，痛苦表情，双肺听诊未见异常。左上下肢肌力 3 级，颅脑 CT 显示有高密度阴影。

任务 1：还应做哪些必要的体检?

任务 2：根据患者目前情况提出主要护理问题。

任务 3：对该患者实施相应的护理措施。

问题：该患者疾病诊断是什么？诊断依据是什么?

【情景 3】

患者入院 20 天后，主诉一般情况良好，无畏寒发热，无腹痛腹胀，大小便正常。查体：T 36.5 ℃，P 75 次/分，R 19 次/分，BP 160/100 mmHg，心肺未见异常，腹软，肝脾肋下未及，左上下肢肌力 3 级，拟于当日出院。

任务：请对该患者进行出院健康教育。

参考答案

【情景 1】

任务 1：①头痛的部位、性质、持续时间；②发病以来有无恶心、呕吐（呕吐物的情况）、否有意识障碍；③既往病史：有无高血压病史，吸烟、饮酒史，长期服用某些药物史，有无脑卒中病史、心脑血管病家族史。有无类似发作，癫痫病史。

任务2：

1. 院前脑卒中的识别　突然起病时，将出现以下症状。

（1）一侧肢体麻木或无力。

（2）一侧面部麻木或口角歪斜。

（3）言语不清或言语理解困难。

（4）双眼向一侧凝视。

（5）单眼或双眼视力丧失或视力模糊。

（6）眩晕伴发呕吐。

（7）以往少见的严重头痛或呕吐。

（8）意识障碍或抽搐。

2. 现场处理

（1）获取简要病史　主诉，现病史、近期用药史、既往病史。

（2）评估与急救　①评估呼吸和循环情况，保持呼吸道通畅，迅速建立静脉通道；②评估并观察生命体征和意识状态；③吸氧；④评估有无上消化道出血；⑤迅速转运患者。

【情景2】

任务1：

1. 心脏情况　有无杂音。

2. 神经系统检查　瞳孔大小及对光反射有无异常、有无病理反射、吞咽困难及饮水呛咳有无感觉障碍，脑膜刺激征等。

任务2：

1. 潜在并发症　颅内压增高、脑疝等。

2. 知识的缺乏　缺乏脑卒中的防治知识。

3. 躯体移动障碍　与脑组织缺血或脑出血等有关。

任务3：

1. 卧床休息，保持安静，防止再出血。

2. 密切观察患者的生命体征变化、意识、瞳孔和肢体活动等。

3. 应止血、脱水治疗，降低颅内压。

4. 调血压，改善循环，加强基础护理，防止并发症的发生。

5. 必要时做好充分的术前准备工作。

6. 心理护理：与患者家属及时沟通，安慰解释，消除恐惧。

问题：该患者疾病诊断：①急性脑血管病，脑出血可能性大；②高血压3级。

诊断依据：中老年人，有高血压病史，活动中发病，突发头痛，一侧肢体不灵，肌力3级，颅脑CT显示高密度灶。

【情景3】

任务：①规律生活，避免情绪激动和剧烈运动；②合理饮食，保持大便通畅，避免暴

扫码“练一练”

饮暴食和酗酒；③针对高血压，遵医嘱服用降压药；④指导患者康复训练从病情稳定后开始，进行肢体的被动和主动训练；⑤心理指导，给予适当解释和宽慰，使其树立信心，帮助患者尽早适应生活。

附：神经系统常用辅助检查项目

1. 影像检查 头颅CT、脑部X线、头颅MRI。

2. 脑血管造影 DSA。

3. 腰椎穿刺 脑脊液检查。

4. 实验室检查 血常规、血生化、凝血功能。

5. 心电图

（曾秀荣）

项目八

乳腺疾病患者护理案例

任务一　急性乳腺炎案例分析

扫码“学一学”

【病历摘要】

李某，女性，30岁，因“左侧乳房肿痛7天”入院。

【情景1】

患者7天前无明显诱因出现左侧乳房肿痛，到社区诊所诊治，局部外敷金黄散，口服中药蒲公英，静脉输注“左氧氟沙星注射液”，效果欠佳。

任务：请收集该患者的病情资料。

【情景2】

患者产后4周，左侧乳房肿痛，右侧乳房正常哺乳。发病以来饮食不佳，睡眠差。

入院查体：神志清，精神差。T 38.6 ℃，P 96次/分，R 18次/分，BP 103/58 mmHg。患侧乳房红肿，皮温较高，外上象限可触及一大小约5.0 cm×4.0 cm压痛性包块，肿块局部皮肤红肿、有波动感，同侧腋窝淋巴结肿大。

辅助检查：血常规：WBC 16×10^9/L，中性粒细胞88%。肿块穿刺检查：抽出黄色脓液。乳腺彩超提示：哺乳期乳腺并左乳外侧叶脓肿形成。

入院诊断：急性乳腺炎、左侧乳腺脓肿。

入院后给予患者静脉输注头孢拉定治疗，在局麻下行“脓肿置管引流术”。

任务1：根据患者目前情况提出主要护理问题。

任务2：对该患者实施相应的护理措施。

问题1：该患者发生急性乳腺炎的原因有哪些？

问题2：急性乳腺炎的临床表现有哪些？

问题3：脓肿切开引流的护理要点有哪些？

【情景3】

患者术后5天，神志清，精神好，情绪平稳，饮食好，睡眠、大小便正常，患侧乳房肿痛缓解，胸壁引流管通畅，引流出黄色浑浊液体10 ml。

问题：该患者在用药护理方面应注意什么？

【情景4】

患者术后7天，患侧乳房肿痛明显减轻，体温正常，血常规检查未见异常，拔除胸壁引流管，拟于当日出院。

任务：请对该患者进行出院健康教育。

参考答案

【情景1】

任务：①询问患者产后哺乳情况，乳汁能否完全排空，有无乳汁淤积和乳头破损，有无乳头凹陷情况；②测量生命体征，检查肿痛部位、肿块大小范围、疼痛程度，检查患侧腋窝有无肿块；③遵医嘱留取血、尿、便，做三大常规检查；④评估患者有无因病而对哺乳、日常生活、家庭关系产生影响，尤其是婴儿喂养问题，了解患者有无对乳房外形担心和焦虑。

【情景2】

任务1：

1. 疼痛 与乳房炎症及乳汁淤积有关。

2. 体温偏高 与乳房炎症有关。

3. 焦虑 与担心婴儿哺乳及疾病恢复有关。

任务2：

1. 缓解疼痛 暂停患侧乳房哺乳，用吸奶器排空乳汁，减少乳汁淤积。用胸罩托起乳房，减轻疼痛和肿胀。

2. 降温 密切观察患者体温变化，体温偏高采取物理降温，鼓励患者多饮水，加强患侧乳房皮肤护理。

3. 心理护理 根据患者心理特点，鼓励患者表达内心感受，理解患者，使其情绪稳定，以利于疾病恢复。

问题1：乳汁淤积和细菌入侵。每次哺乳后没有及时排空乳房，多见于乳头过小或者内陷，乳汁过多或者婴儿吸乳过少，或者一侧乳房吸乳较少导致乳汁淤积。哺乳方法不当导致乳头破损是细菌入侵的主要原因。

问题2：患侧乳房胀痛，局部红肿、发热，有压痛性包块。常有患侧腋窝淋巴结肿大，触痛。有脓肿形成者可有局部触痛及波动感。

问题3：保持引流通畅，观察切口敷料及引流液的颜色、性状、量、气味等；及时更换切口敷料。

【情景3】

问题：用药护理：抽取脓液并做细菌培养和药物敏感试验；遵医嘱早期、足量应用有效的抗生素。避免使用氨基糖甙类、磺胺类等对婴儿有不良影响的抗生素，观察药物疗效及不良反应。

【情景4】

任务：

1. 注意哺乳卫生 指导患者哺乳前后均应洗手，用温水清洗乳头乳晕，保持皮肤清洁。

2. 养成良好哺乳习惯 每次哺乳后用吸奶器吸空乳房，注意正确的哺乳方法。

3. 及时处理乳头破损 暂停哺乳，改用吸奶器吸出乳汁喂养婴儿。清洗后涂抗生素软膏，待愈合后再哺乳。症状严重时及时就诊。

扫码“学一学”

任务二　乳腺癌案例分析

【病历摘要】

郑某，女性，46岁，因“发现右侧乳房肿块2周”入院。

【情景1】

患者2周前洗澡时无意中发现右侧乳房外上象限有一肿块，无痛。

任务：请收集该患者的病情资料。

【情景2】

发病以来精神食欲尚可，大小便正常，无其他不适。

入院查体：神志清，精神可。T 36.2 ℃，P 82次/分，R 18次/分，BP 120/70 mmHg。右侧乳房外上象限10点处距乳头3 cm处可触及一大小约3.5 cm ×1.5 cm肿块，质硬，表面粗糙不光滑，与周围边界不清，不易推动，轻微压痛，无乳头溢液。右侧腋窝可扪及一大小约1.5 cm ×1 cm的结节，表面光滑，活动度好，质硬。

辅助检查：乳腺彩超检查：右乳腺外上象限实性占位病变，肿块血流信号丰富。乳腺钼钯X线摄片检查：右乳外上象限有一大小约3.5 cm ×1.5 cm高密度肿块影，形态不规则，边缘毛刺状。病理检查：右乳肿块穿刺病理学活检显示右乳浸润性导管癌。

入院诊断：乳腺癌。

入院后完善各项检查，做好术前常规检查和各项术前准备工作。

任务1：根据患者目前情况提出主要护理问题。

任务2：对该患者实施相应的护理措施。

任务3：该患者术前皮肤准备的范围。

问题1：乳腺癌早期出现肿块，随着病情进展，还有哪些乳房外形的改变？

问题2：乳腺癌转移征象有哪些？

【情景3】

患者入院第3天，在气管插管全麻下行右侧乳腺癌改良根治术，术毕安返病房。T 36.0 ℃，P 76次/分，R 20次/分，BP 125/73 mmHg。术后切口敷料外观清洁干燥无渗血，予弹力绷带包扎胸部，无胸闷不适。右胸壁、右腋窝引流管两根均接负压吸引器，在位通畅；均引流出浅红色液体。保留尿管通畅，引流尿液清晰，淡黄色。留置静脉止痛泵通畅。右手指可屈伸活动，肢端皮肤温暖，动脉搏动可。软枕垫高右上肢。术后医嘱予以一级护理，心电监护、吸氧，禁食6小时。术后给予预防感染，止痛、止血、营养支持等对症治疗。

任务1：术后一般护理措施。

任务2：根据目前患者病情提出术后主要护理问题。

任务3：对该患者实施相应的术后护理措施。

问题：如何预防术后患侧上肢肿胀？肿胀发生后如何护理？

【情景4】

患者术后10天，患者体温正常，手术切口愈合良好，无创口感染发生。拟于当日出院。

任务：请对该患者进行出院健康教育。

问题：如何进行乳房自我检查？

参考答案

【情景1】

任务：①询问患者月经史、生育史、哺乳情况，了解患者既往有无乳房病史、家族史；②测量生命体征，检查肿块部位、性质、有无压痛，检查患侧腋窝有无肿块；③遵医嘱留取血、尿、便等标本常规检查，进行超声等检查；④评估患者心理反应、社会状况，是否恐惧、焦虑，了解患者对疾病的认知程度及疾病对患者的影响，了解配偶对疾病认知和对患者的态度。

【情景2】

任务1：

1. 恐惧　与乳腺癌的确诊和担心术后乳房外形改变，可能危及生命有关。

2. 知识缺乏　与缺乏乳腺癌防治相关知识有关。

任务2：

1. 心理护理　了解和关心患者的心理状态，鼓励患者表达对疾病的感受和手术的顾虑和担心，有针对性地进行心理护理。向患者和家属解释手术的必要性和重要性。必要时请病区术后患者现身说法，帮助患者解除顾虑，给患者治疗的信心和勇气，使患者能够以平和的心态接受手术，积极配合治疗。同时取得患者配偶的支持，使其理解、关爱患者，接受患者术后乳房的改变。了解家庭对手术的经济承受能力。

2. 讲解相关知识　向患者解释各项术前检查和术前准备工作的必要性，指导患者配合各项术前工作，并主动询问患者对疾病相关知识的其他需求。

任务3：备皮范围：上至锁骨上及肩上，下至脐水平，包括右侧上臂和腋下，胸背均超过中线5 cm以上。

问题1：

1. 酒窝征　若肿块累及Cooper韧带，可使其缩短而致肿瘤表面皮肤凹陷，出现“酒窝征”。

2. 乳头内陷　临近乳头或乳晕的癌肿因侵入乳管使之缩短，可将乳头牵向癌肿一侧，使乳头扁平、回缩、凹陷。

3. 橘皮征　如皮下淋巴管被癌细胞堵塞，引起淋巴回流障碍，可出现真皮水肿，乳房皮肤呈“橘皮样”改变。

4. 晚期会出现癌肿皮肤破溃形成溃疡　有恶臭，易出血。

问题2：

1. 淋巴转移　表现为患侧腋窝淋巴结肿大。

2. 血行转移　发生肺转移可出现胸痛、气促、胸水等；骨转移可出现局部疼痛甚至截瘫；肝转移可出现黄疸、肝大。

【情景3】

任务1：

1. 体位 全麻术后去枕平卧，头偏向一侧。患者麻醉清醒后血压稳定，采取舒适体位（半坐卧位）。

2. 饮食 术后6小时无不适可先喝水，进流质饮食，逐步过渡到半流质饮食、普食。

3. 病情观察 术后心电监护，观察患者生命体征和血氧饱和度情况、手术切口敷料渗血渗液情况、引流管引流通畅情况及引流液颜色、性状、量。观察尿管引流情况，定时开放尿管，尽早拔除。加强术后镇痛泵管理，观察术后镇痛效果。若患者出现胸闷、呼吸困难，考虑损伤胸膜的可能，应及时报告医生进行处理。

任务2：

1. 身体意象紊乱 与乳房切除和术后胸部瘢痕形成有关。

2. 有组织完整性受损的危险 与留置引流管、患侧上肢淋巴引流不畅或感染有关。

3. 知识缺乏 缺乏术后患肢功能锻炼相关知识。

任务3：

1. 心理护理 患者面对术后乳房缺失导致外形受损，担心婚姻生活可能受到影响，应注意维护患者的自尊，指导其丈夫更加关爱理解妻子，帮助患者适应身体的变化。告诉患者义乳重建的可能，增强患者自信心。

2. 伤口护理 做好手术切口的管理和切口引流管的护理，避免术后感染的发生，促进伤口的愈合，减少并发症的发生。

（1）有效包扎 胸部弹力绷带包扎松紧适宜，以能容纳1手指为宜，不影响呼吸。告知患者不能自行松解绷带，瘙痒时不能伸手进入敷料下面挠抓皮肤。如绷带松脱，应及时加压包扎。

（2）观察患侧上肢远端血液循环 如手指麻木、皮肤发绀、皮温下降、动脉搏动不能扪及，提示腋窝部血管受压，肢端血液循环受损，应及时调整绷带的松紧度。

（3）及时换药 更换伤口敷料注意无菌操作，观察伤口愈合情况。

（4）有效负压引流 保持有效的负压吸引，妥善固定引流管，保持引流通畅，定时挤压引流管，避免堵塞、扭曲、受压、打折。术后1～2天，每天引流血性液体50～200 ml，以后颜色逐渐变淡，量变少。当引流液颜色变为淡黄色，量每天少于10～15 ml，持续3日，可考虑拔管。

3. 功能锻炼 为促进患侧上肢功能恢复，指导患者早期开始功能锻炼。

（1）术后24小时内 指导患者活动手指和腕部，伸指、握拳、屈腕。

（2）术后1～3天 指导患者进行屈肘、伸臂锻炼，可用健侧上肢协助患侧上肢活动。

（3）术后4～7天 鼓励患者用患侧手洗脸、刷牙、进食，指导患者用患侧手触摸对侧肩部及同侧耳朵。

（4）术后1～2周 可前后摆臂，开始进行肩关节活动。术后7日内不上举，10日内不外展肩关节。

（5）术后2～3周 循序渐进上抬肩关节或者作肩关节的外展运动。如手指爬墙（每日标记高度，逐渐递增幅度，直至患肢能高举过头）、梳头（以患肢能越过头顶摸到对侧耳朵）等锻炼。每日3～4次，每次20～30分钟为宜。

问题：

1. 预防患侧上肢肿胀

（1）避免损伤　勿在患侧上肢测血压、抽血、注射或者输液等操作。避免上肢过度活动、负重和外伤。

（2）抬高患肢　平卧时在患肢下方垫枕抬高10°～15°，肘关节轻度弯曲；半卧位时屈肘90°放于胸腹部；下床活动时用吊带托或用健侧手将患肢抬高于胸前。

2. 肿胀发生后的护理　促进肿胀消退：进行握拳、伸肘、屈肘运动，促进淋巴回流；做深呼吸运动，增加胸腹腔的淋巴回流；严重者可用弹力绷带包扎促进淋巴回流；感染者及时应用抗生素治疗。

【情景4】

任务：

1. 饮食与活动：加强营养，高蛋白、高维生素、高热量、低脂饮食，增强机体免疫力。术后近期避免上肢提取、搬动重物，继续患肢功能锻炼。

2. 术后5年避孕，防止乳腺癌复发。

3. 遵医嘱坚持术后化疗。出现不良反应积极通知医生进行处理。化疗期间少到公共场所，减少感染机会。

问题：

1. 视诊　站在镜子前面，两臂垂于身体两侧，向前弯腰或者双手上举置于头后，观察双侧乳房的大小、外形是否对称；有无皮肤外形的改变（皮肤内陷、橘皮样、乳头回缩偏斜等）。

2. 触诊　平卧，检查者一手示指、中指、无名指并拢，用指腹依次环形触摸乳房外上、外下、内下、内上象限；然后检查乳头、乳晕；最后检查腋窝有无肿块。若发现肿块和乳头溢液，及时到医院进一步检查。

附：乳腺疾病常用辅助检查项目

扫码“练一练”

1. 影像学检查

（1）超声检查　能显示乳房软组织结构及肿块形态和质地。

（2）钼靶X线检查　可见肿块高密度影，边界不规则，或呈毛刺状，或见细小钙化。

（3）MRI检查　敏感性高于钼靶X线检查，能提供肿块形态学特征及肿块血流动力学情况。

2. 病理检查　活组织病理检查的病理诊断准确率高。

（高东霞）

第二篇

护理技能综合应用

项目九

呼吸系统疾病患者护理技术应用

【情景】

王某，女性，79 岁。慢性支气管炎病史 30 年，病情逐渐加重。近 3 天因感冒导致咳嗽加重，呼吸困难，发热明显，有黄色脓痰黏稠不易咳出。昨日由家人陪伴就诊于本院呼吸内科门诊，查体：桶状胸，呼吸急促，肺部叩诊过清音，两肺散在哮鸣音。胸部 X 线示：肋间隙增宽，两肺纹理增粗、紊乱。诊断：慢性阻塞性肺疾病，肺心病，肺感染。患者入院后给予气管切开、抗感染、止咳、化痰、平喘、低流量吸氧、雾化吸入等治疗。

【护理任务】

1. 协助医生实施气管切开，做好气管切开术后的相关护理。
2. 今晨患者突发气胸，行胸腔闭式引流减压治疗，请做好相关护理。
3. 为保持呼吸道通畅，帮助患者进行有效排痰。
4. 现在患者病情稳定，为增强患者呼吸功能，请指导患者进行呼吸功能锻炼。

任务一　呼吸系统评估技术

【目的】

1. 评估患者呼吸系统功能。
2. 监测呼吸系统疾病病情变化。

【准备】

1. 护士准备　着装整洁，戴口罩。

2. 患者准备　向患者解释检查的方法、目的、配合要点及注意事项，减轻其紧张感。

3. 用物准备　听诊器、免洗手消毒液。

4. 环境准备　环境整洁、安静，室内光线适宜。

【应用】

1. 步骤　见表 9 - 1。

表 9 - 1　呼吸系统评估技术操作步骤

操作步骤	操作方法	沟通
核对解释	· 核对床号、姓名 · 向患者或家属解释	· 您好，请问您叫什么名字？（我叫＊＊＊）＊室＊床＊＊＊，我是您的责任护士＊＊，我现在要给您做一些检查，您不用紧张

续表

操作步骤	操作方法	沟通
准备	· 按七步洗手法洗手 · 为患者遮挡屏风或床帘	
视诊	· 视诊胸廓外形是否对称 · 视诊胸壁有无异常 · 视诊呼吸频率、节律，有无呼吸困难	· 请您平躺，将上衣解开
触诊	· · 触诊气管： · 示指与环指分别置于两侧胸锁关节上，中指置于气管上 · 观察中指是否正好在两指中间位置 · · 触诊胸廓扩张度： · 两手置于胸廓下面前侧 · 两手拇指分别置于两侧肋缘，指向剑突 · · 检查触觉语颤： · 将两手掌尺侧对称置于两侧胸壁 · 嘱患者重复发“咿”的音 · 自上而下，从内至外，双侧对比 · · 检查胸膜摩擦感： · 将手掌平放于侧胸壁或腋下 · 嘱患者深呼吸，进行触诊胸膜摩擦感	· 请做深呼吸 · 请发“咿”的音
叩诊	· · 叩诊胸部： · 从肺尖开始，逐个肋间向下进行叩诊 · 先叩前胸，再叩背部及两侧 · 自腋窝向下叩诊直到肋缘	· 现在给您叩诊胸部，请放松
听诊	· · 听诊胸部： · 从肺尖开始，从上到下，由前面至侧面，最后背部，双侧对比 · 听诊胸膜摩擦音	· 现在给您听诊胸部，请放松 · 请您坐起，为您检查后胸部 · 请做深呼吸 · 请您张口深呼吸 · 给您检查完了，谢谢您的配合

2. 注意事项

（1）检查手法轻柔，触诊前将手搓热。

（2）检查触觉语颤应避开心脏部位。

（3）叩诊时板指应与肋骨平行，紧贴肋间隙，叩击力量均匀。

【知识拓展】

1. 触觉语颤增强和减弱常见于哪些疾病？

答：增强见于肺内大空腔或肺实变；减弱或消失见于气胸、胸腔积液、肺气肿。

2. 胸部正常叩诊音有哪些？分别见于哪些部位？

答：清音见于大部分胸部；浊音见于肺与心脏或肝脏交界处；鼓音见于胃区。

3. 胸膜摩擦音有哪些特点？

答：吸气末及呼气初最为明显，屏气后则消失。

任务二　呼吸功能锻炼

【目的】

1. 改善患者肺功能，增加呼吸肌力量。

2. 促进肺膨胀，减少术后并发症。

【准备】

1. 护士准备 着装整洁，戴口罩。

2. 患者准备 向患者讲解呼吸功能锻炼的目的、重要性及注意事项，减轻其紧张感。

3. 环境准备 环境整洁、安静，室内光线适宜。

【应用】

1. 步骤 见表9－2。

表9－2 呼吸功能锻炼操作步骤

操作步骤	操作方法	沟通
核对评估	·核对床号、姓名 ·向患者或家属解释	·您好，请问您叫什么名字？（我叫＊＊＊）＊室＊床＊＊，我是您的责任护士＊＊，我现在指导您进行呼吸功能锻炼，请您跟我一起做
安置体位	·可取坐位、立位或半卧位，半卧位最佳，两膝半屈位或在膝关节下垫枕，使腹肌松弛	·先帮您摆好体位，这个体位舒服吗
腹式呼吸	·两手分别放在胸部及上腹部 ·用鼻子缓慢吸气，松弛腹肌，腹部的手感觉腹部向上抬起，胸部的手不动 ·呼气时，收缩腹肌，腹部的手感觉下降，胸部的手仍然不动	·请您注意听我讲解和示范 ·请您跟我一起做
缩唇呼吸	·用鼻子吸气，呼气时将口唇缩成吹口哨状，胸部前倾、收腹，缓缓呼气	·请您注意听我讲解和示范 ·请您跟我一起做
评价效果	·由患者做腹式呼吸及缩唇呼吸运动，观察学习效果	·请您按我刚才教您的做一遍

2. 注意事项

（1）腹式呼吸时，呼吸应缓慢而深长，尽量用鼻子呼吸。每天练习2次，每次5～15分钟，每分钟5～7次。

（2）缩唇呼吸时，要深吸慢呼，吸呼时间比应为1∶2或1∶3，每天练习2次，每次10～20分钟，每分钟7～8次。

【知识拓展】

1. 练习腹式呼吸有哪些优点？

答：有利于增加肺通气量，降低呼吸频率，缓解呼吸困难，还有助于咳嗽排痰。

2. 缩唇呼吸对慢性阻塞性肺疾病患者有什么作用？

答：缩唇呼吸可在呼气时增加气道的阻力，避免周围小气道的提前闭合塌陷，有利于肺泡内的气体完全排出，在下一次吸气时就可以吸入更多新鲜的空气，从而增加肺泡通气量和换气量，促进二氧化碳有效排出，改善肺功能。

任务三 促进排痰技术

【目的】

1. 保持气道通畅，减少痰液淤积。

2. 提高呼吸道用药的药效。

3. 预防呼吸道感染。

【准备】

1. 护士准备　着装整洁，戴口罩。

2. 患者准备　向患者讲解促进排痰护理操作的目的、方法、配合要点及注意事项，减轻其紧张感。

3. 用物准备　无菌吸痰管、负压吸引器、一次性手套、无菌纱布、换药碗、镊子、外用生理盐水、雾化器、雾化吸入药物、氧气、免洗手消毒液。

4. 环境准备　环境整洁、安静，室内光线适宜。

【应用】

1. 步骤　见表9－3。

表9－3　促进排痰技术操作步骤

操作步骤	操作方法	沟通
核对评估	·核对床号、姓名 ·向患者或家属解释	·您好，请问您叫什么名字？（我叫＊＊＊）＊室＊床＊＊＊，我是您的责任护士＊＊，我现在遵医嘱做一些操作来帮助您排痰，请您配合 ·我现在去准备用物，请稍等
有效咳嗽	·患者取坐位或立位，上身略前倾或抱一个枕头 ·缓慢深吸气，屏气几秒钟，然后用力咳2～3次，咳嗽时腹肌收缩 ·停止咳嗽后将剩余气体全部呼出 ·重复做以上动作	·请您注意听我讲解和示范 ·请您跟我一起做
胸部叩击	·手指并拢、手掌弓成空杯形 ·用手腕的力量，从肺底部自下而上、自外向内，有节律地迅速叩击胸壁 ·边叩边嘱患者咳嗽 ·每侧肺叶应反复叩击1～3分钟	·请您在我给您叩背时咳嗽
胸壁震荡	·双手掌重叠，肘部伸直，手掌置于胸壁上需引流的部位 ·吸气时不施加任何压力 ·从吸气末开始，手掌紧贴胸壁，施加一定压力并上下抖动，震荡胸壁5～7次 ·每个部位重复做3～4个呼吸周期	·请您正常呼吸
雾化吸入	·遵医嘱向雾化器中加入药物 ·携用物至床旁 ·核对床号、姓名 ·向患者讲解操作方法及配合的注意事项 ·协助患者取舒适卧位 ·将雾化器与氧气管道连接，打开氧气开关，调节氧气流量至6～8 L/min，检查雾化吸入器连接是否完好，有无漏气 ·帮患者固定好雾化器，嘱患者用嘴深吸气，用鼻子呼气 ·取下雾化器，关闭氧气 ·擦干患者面部 ·用物处理 ·洗手、记录	·您好，请问您叫什么名字？（我叫＊＊＊）＊室＊床＊＊＊，我现在将给您进行雾化吸入，请您在雾化期间注意用嘴吸气，用鼻子呼气 ·雾化吸入给您做完了，谢谢您的配合

续表

操作步骤	操作方法	沟通
机械吸痰	·携用物至床旁，观察患者呼吸情况 ·如有吸氧，调高氧流量，吸氧数分钟 ·患者胸前铺无菌治疗巾 ·连接吸痰管，接通电源，打开吸引器开关，检查吸引器功能是否正常 ·用生理盐水试吸，检查导管是否通畅，关闭吸引器开关 ·打开开关，根据患者痰液黏稠度调节负压 ·左手持吸痰管并将末端折叠，右手用镊子夹住吸痰管，轻轻插入口、鼻腔直至咽喉部，然后放松导管末端吸引咽部分泌物，导管退出后用生理盐水冲洗，反复吸引 ·吸痰毕，关上开关，分离吸痰管，用纱布擦净面部 ·整理床单位，协助患者取舒适卧位 ·洗手，记录，整理用物	·＊＊＊，我现在将给您进行吸痰，吸痰时会有一些不适，请您配合坚持一下 ·给您吸完痰了，谢谢您的配合
评价效果	·由患者做有效咳嗽，观察学习效果，观察患者呼吸情况有无改善	·请您按我刚才教您的咳嗽一下

2. 注意事项

（1）胸腹部外伤或手术后患者，为防止咳嗽时加重伤口疼痛，可用双手按压伤口两侧或抱住枕头，以减轻咳嗽时伤口受到的牵拉作用。对胸痛明显的患者，可遵医嘱应用止痛剂 30 分钟后再做深呼吸和有效咳嗽。

（2）胸部叩击时应注意避开心脏、乳房及骨隆突部位，如胸骨、脊柱及肩胛骨等处。叩击力量应适中，以患者不感觉疼痛为度。叩击或震荡时间应尽量在餐后 2 小时至餐前 30 分钟之间进行，以避免造成患者呕吐，每次持续 5 ~ 15 分钟为宜，操作中注意观察患者反应。

（3）吸痰时应由深部开始一边旋转一边向上提拉，边吸边退地吸痰，注意观察患者呼吸情况，及痰液的量、颜色和性状。每次吸痰时间不宜超过 15 秒，两次吸痰的间隔时间应大于 3 分钟。在吸痰前、中、后均应适当提高吸氧浓度，避免吸痰操作导致低氧血症。密切注意心电监护血氧饱和度的变化，一旦低于 85% 应立即停止吸痰。吸痰时应遵守无菌操作原则，应用一次性吸痰管，不能重复使用，以免加重感染。插入吸痰管时应折叠管道以关闭负压，吸痰动作应轻柔、迅速，避免气道损伤。

【知识拓展】

1. 影响排痰的相关因素有哪些？

答：痰液黏稠、气道黏膜的纤毛清除能力降低、无效咳嗽或咳痰无力、疼痛等均可影响排痰。

2. 机械吸痰的适应证有哪些？

答：机械吸痰适用于咳嗽无力、痰液黏稠量多及神志不清者。可经口腔、鼻腔、气管插管或气管切开处吸痰。

3. 机械吸痰时，若痰液黏稠不易吸出，可进行哪些处理？

答：可以配合翻身拍背使痰液松动或行雾化吸入使痰液稀释，清醒患者还可给予适当饮水以稀释痰液。

4. 机械吸痰时，应注意患者哪些病情变化？如何处理？

答：吸痰时应注意观察患者血压、心率、呼吸及血氧饱和度的变化。如果出现血氧饱和度降低，心率、血压下降，应即刻停止吸痰，休息几分钟后观察以上指标恢复正常后再吸。如果症状未见好转，迅速通知医生抢救。

任务四　胸腔闭式引流技术

【目的】

1. 引流胸膜腔内的积气、积液或积血，预防感染。
2. 恢复胸膜腔负压，保持纵隔正常位置，促进肺复张。
3. 观察胸膜腔引流液。

【准备】

1. 护士准备　着装整洁，戴口罩。

2. 患者准备　向患者解释胸腔闭式引流的目的及必要性，介绍引流期间的护理配合及注意事项，减轻其紧张感。

3. 用物准备　治疗盘、治疗巾、无菌胸腔引流瓶、止血钳 2 把、无菌生理盐水、无菌纱布 2 块、弯盘、消毒液、棉签、胶布、免洗手消毒液、别针、污物桶。

4. 环境准备　环境整洁、安静，室内光线适宜。

【应用】

1. 步骤　见表 9－4。

表 9－4　胸腔闭式引流技术操作步骤

操作步骤	操作方法	沟通
核对、解释、评估	·核对床号、姓名 ·向患者或家属解释 ·评估患者伤口及引流情况，观察呼吸情况	·您好，请问您叫什么名字？（我叫＊＊＊）＊室＊床＊＊＊，我是您的责任护士＊＊，我现在遵医嘱为您更换胸腔闭式引流瓶 ·我先看一下伤口和引流情况 ·请您咳嗽两声 ·伤口敷料干燥，引流液颜色正常，水柱波动良好，引流通畅 ·您先休息一会，我去准备用物
准备胸瓶	·洗手，戴口罩 ·按无菌操作原则打开胸腔闭式引流瓶 ·将无菌生理盐水 500～800 ml 倒入胸瓶内，使长玻璃管埋于水下 3～4 cm ·纱布覆盖引流瓶接口 ·在引流瓶的水平线上注明日期和水量	

续表

操作步骤	操作方法	沟通
更换胸瓶	·再次核对患者床号、姓名 ·安置舒适体位 ·引流管接头部位下面铺治疗巾，放弯盘 ·用两把止血钳交叉夹闭引流管 ·消毒引流管与胸瓶连接处 ·断开连接处 ·再次消毒引流管接口 ·将接口与新引流瓶连接 ·松开止血钳 ·嘱患者咳嗽，观察水柱波动情况 ·观察并记录导管深度	·您好！请问您叫什么名字？（我叫＊＊＊）＊＊＊，我现在要为您更换引流瓶了，如果操作中您感觉不舒服，请及时告诉我 ·请您咳嗽两声 ·水柱波动良好，引流通畅
安置处理	·撤去弯盘、治疗巾 ·将引流瓶放置低于胸腔 60～100 cm ·将连接胸管的长管用别针固定在床边床单上 ·整理床单位 ·整理用物，将换下的引流瓶放入黄色垃圾袋	·＊＊＊，引流瓶已经为您更换好了，留管期间请您多做深呼吸，常咳嗽，勤翻身，多活动，利于引流物排出。翻身活动时防止引流管受压、打折、扭曲、脱出 ·请不要抬高或倒转引流瓶，要保持引流瓶的密闭状态
洗手记录	·洗手 ·记录引流液的量、颜色、性质	·呼叫器放在您枕边了，如果您感到任何不适或有什么需要，请随时按呼叫器，我会及时赶到 ·谢谢您的配合

2. 注意事项

（1）保持引流装置的密闭，更换引流瓶时，必须先交叉夹闭引流管，防止空气进入胸膜腔。

（2）动作轻柔，勿用力牵拉导管，防止脱出。

（3）严格执行无菌操作规程，防止感染。

（4）水封瓶应置于低于患者胸腔 60～100 cm 处，保持直立位，防止倒转或抬高。

【知识拓展】

1. 胸腔闭式引流的适应证有哪些？

答：胸腔闭式引流适应于各种气胸、外伤性血胸、渗出持续的胸腔积液、脓胸及开胸手术后引流。

2. 胸腔闭式引流正常水柱波动范围是多少？

答：正常水柱波动范围为 4～6 cm。

3. 如引流中出现水柱无波动，应如何处理？

答：水柱无波动时，可嘱患者咳嗽，如咳嗽时水柱波动，证明肺膨胀良好，为正常现象，可考虑拔管。如咳嗽时水柱亦无波动，应检查引流管是否受压、扭曲、折叠或堵塞，为避免堵管，可每隔 1～2 小时由近及远地挤压管道。

任务五　协助经口气管插管、气管切开护理技术

【目的】

1. 畅通气道，便于实施机械通气。

2. 便于吸痰及气管内用药。

【准备】

1. 护士准备　着装整洁，戴口罩。

2. 患者准备　向患者及家属解释气管插管或气管切开护理的目的、必要性，指导患者护理配合要点及注意事项，减轻其紧张感。

3. 用物准备　呼吸机、心电监护仪、负压吸引装置、听诊器、一次性吸痰管若干、无菌外用生理盐水，治疗盘、治疗碗2个、无菌治疗巾、无菌手套、无菌开口纱布若干、无菌棉球若干、换药包1个、安而碘。

（1）气管插管　喉镜、气管导管、牙垫、5 ml注射器、简易呼吸器、胶布。

（2）气管切开　气管切开包、气管套管、安尔碘、无菌棉球若干、无菌纱布数块、1%普鲁卡因。

4. 环境准备　环境清洁、安静，室内光线适宜。

【应用】

1. 步骤　见表9－5。

表9－5　协助经口气管插管、气管切开护理技术操作步骤

操作步骤	操作方法	沟通
核对、解释、评估	・核对床号、姓名 ・向患者或家属解释 ・评估患者呼吸道是否通畅，有无缺氧 ・检查气管导管（气管套管）气囊有无漏气	・＊室＊床＊＊＊的家属，您好，我是患者＊＊＊的责任护士＊＊，由于患者呼吸困难，非常危险，医生现在要给患者气管插管（切开） ・请您先到室外等候，我们会随时联系您
手术配合	・安置合适体位 ・取下活动义齿 ・协助气管插管（气管切开）	
妥善固定	・・气管插管： ・放入牙垫 ・将气管导管和牙垫用胶布固定在一起，并蝶形固定于患者面颊部 ・用注射器向导管气囊内缓慢注入3～5 ml空气 ・・气管切开： ・将开口纱布垫于皮肤切口周围 ・用纱布带穿入气管套管侧孔，绕于患者颈部一周，打结固定，松紧度可容纳1指 ・用注射器向套管气囊内缓慢注入3～5 ml空气	
记录	・测量并记录气管导管外露长度	
机械通气	・将气管导管（套管）与呼吸机管道连接（详见呼吸机使用及护理）	
气道湿化	・向湿化罐内添加适量灭菌注射用水 ・调节湿化温度	
经气管导管（套管）吸痰	・将呼吸机氧浓度调高至100%，吸氧2分钟，未上呼吸机者，调高氧流量，吸氧数分钟 ・观察生命体征、血氧饱和度 ・断开呼吸机和气管导管（套管）连接处（吸痰操作详见机械吸痰） ・吸痰结束，再次吸纯氧2分钟或高流量吸氧数分钟	・＊＊＊，我现在要给您吸一下痰，以防止您的肺部感染，吸痰时可能有一些不舒服，请您配合一下 ・谢谢您的配合

续表

操作步骤	操作方法	沟通
气管切开伤口换药及内套管清洁消毒	·协助患者取半卧位 ·打开换药包，分至两治疗碗，向治疗碗内夹入适量无菌棉球，倒入适量安而碘，再夹入适量无菌开口纱布 ·撤去伤口纱布，置于空治疗碗内 ·用镊子夹取安而碘棉球消毒伤口边缘3次 ·以无菌开口纱布覆盖伤口边缘皮肤 ·用镊子夹住内套管，轻柔旋转取出内套管，置于清洁治疗碗内 ·整理用物，携用物至治疗室 ·在流动水下用刷子刷洗冲净内套管内外分泌物 ·无菌纱布擦干内套管 ·将内套管置于3%过氧化氢中浸泡3～5分钟 ·无菌镊子取出内套管，以无菌生理盐水冲洗 ·用无菌镊子将内套管轻柔旋转放回患者气管外套管中	·＊＊＊，我现在要给您的气管切开伤口换一下药和清洗一下内套管，操作中可能造成您的不舒适，请您配合一下 ·您配合得很好，如果您有任何不适或有什么需要，您随时按呼叫器，我会及时赶到
整理记录	·洗手 ·记录吸痰效果、痰液性状、颜色及量	

2. 注意事项

（1）气管插管一般留置时间不超过48～72小时，如需长时间留置人工气道，应选择气管切开。

（2）气管切开的纱布带固定应松紧适宜，太松会使气切套管脱出，太紧可致皮肤受压。

（3）湿化罐水位适宜，定期更换。

（4）使用人工鼻时，注意与气管导管连接紧密，保持管道装置密闭。

（5）经人工气道吸痰时，吸痰管外径最大不得超过气管导管（套管）内径的一半。

（6）吸痰时应密切观察患者血氧饱和度、生命体征情况，必要时立即停止操作，并接通呼吸机通气或应用简易呼吸器辅助给氧。

（7）吸痰管不可重复使用，吸痰时严格遵循无菌原则，先吸气管内痰液，再吸口鼻处。

【知识拓展】

1. 人工气道患者发生窒息的原因有哪些？一旦发生应如何处理？

答：发生窒息的常见原因有导管堵塞、导管脱落或呼吸机功能障碍等。一旦出现窒息，应立即检查管道及呼吸机，并立即调整，或立即报告医生及协助处理。

2. 人工气道患者的痰液黏稠不易吸出，应如何处理？

答：可使用雾化吸入稀释痰液，也可向人工气道内缓慢滴入少量生理盐水或化痰药物。人工机械通气时应注意调整吸入气的温湿度，保持气道湿润，便于痰液吸出。

3. 为气管插管、气管切开患者吸痰时，如何避免低氧血症发生？

答：每次吸痰时间不超过15秒，吸痰前后均调高吸氧浓度，吸痰管不要插入过深以防堵塞支气管。

4. 吸痰时如何避免呼吸道黏膜损伤？

答：（1）选择适当型号的吸痰管。

（2）插管时动作应轻柔，禁止带着负压插管。

（3）避免插管过深，气管插管者，应超过气管插管前端1～2 cm。

（4）吸引时负压大小合适。

（刘　萍）

项目十

循环系统疾病患者护理技术应用

【情景】

于某，男性，48 岁。心前区剧痛 2 小时，刀割样痛，向左上肢放射，伴喘憋，出大汗，不能平卧 1 小时，到医院就诊意识已经模糊。

【护理任务】

1. 立即行面罩吸氧，缓解患者缺氧状况。
2. 遵照医嘱立即进行心电监护，监测患者心律、血压、氧饱和度变化。
3. 进行全导联心电图检查，了解心肌缺血情况。
4. 行锁中心静脉穿刺插管，监测中心静脉压。

任务一　循环系统评估技术

【目的】

1. 评价患者循环系统功能状况。
2. 监测患者循环系统功能变化。

【准备】

1. 护士准备　衣帽整洁，六步洗手。

2. 患者准备　向患者解释检查的方法、目的、配合要点及注意事项，减轻其紧张感，指导患者采取舒适卧位。

3. 用物准备　听诊器。

4. 环境准备　环境清洁、安静，室内光线适宜。

【应用】

1. 步骤　见表 10 – 1。

表 10 – 1　循环系统评估操作步骤

操作步骤	操作方法	沟通
核对解释	· 核对床号、姓名 · 向患者或家属解释	· 您好，请问您叫什么名字？（我叫＊＊＊），我是您的责任护士＊＊＊，我现在要为您做一些检查，请您配合
视诊评估	· 视诊心前区隆起，是否存在鸡胸、漏斗胸、脊柱畸形 · 指出心尖搏动的位置及范围 · 视诊心前区其他部位有无异常搏动	· 我扶您平躺解开上衣（护士拉上床幔，遮挡患者隐私）

续表

操作步骤	操作方法	沟通
触诊评估	·触诊心前区搏动：先用右手全手掌置于心前区，然后逐渐缩小到用手掌尺侧（小鱼际）或示指和中指指腹并拢同时触诊心尖搏动 ·触诊震颤：用手掌的尺侧紧贴心脏各瓣膜听诊区进行震颤的触诊 ·触诊心包摩擦感：可在心前区或胸骨左缘第三、四肋间触及，坐位前倾更易触及	·请做深呼吸 ·请模仿我发“咿”的音 ·请做深呼吸
叩诊评估	·叩诊心浊音界，先叩左界，后叩右界。从左侧心尖搏动外2～3 cm处开始，由外向内逐个肋间向上，直到第二肋间。右界先叩出肝上界，然后于上一肋间由外向内，逐个肋间向上，直至第二肋间。标记浊音界，测量其与胸骨中线的垂直距离	·现在叩诊胸部，您放松
听诊评估	·计数心率，听诊二尖瓣听诊区、肺动脉瓣听诊区、主动脉瓣听诊区、主动脉瓣第二听诊区、三尖瓣听诊区	·现在听诊胸部，您放松 ·我扶您坐起，检查后胸部 ·请做深呼吸 ·您张口深呼吸
肝颈静脉回流征	·按压肝脏，观察颈静脉充盈程度	
毛细血管搏动征	·用手按压患者甲床末端，观察变化，如见到红、白交替的节律性血管舒缩现象即为毛细血管搏动征	·给您检查完了，谢谢您的配合

【知识拓展】

1. 叙述心尖搏动的正常位置及范围。

答：位置第5肋间，左锁骨中线内0.5～1.0 cm处，范围直径：2.0～2.5 cm。

2. 叙述心脏瓣膜听诊区的听诊顺序及位置。

答：听诊顺序依次为二尖瓣听诊区、肺动脉瓣听诊区、主动脉瓣听诊区、主动脉瓣第二听诊区、三尖瓣听诊区。二尖瓣听诊区位于心尖部，肺动脉瓣听诊区位于胸骨左缘第二肋间，主动脉瓣听诊区位于胸骨右缘第二肋间，主动脉瓣第二听诊区位于胸骨左缘第三肋间，三尖瓣听诊区位于胸骨体下端左缘四、五肋间。

3. 叙述毛细血管搏动征的检查方法。

答：检查方法为轻压甲床末端或口唇黏膜，局部出现红、白交替的节律性毛细血管搏动现象。常见于脉压增大（主动脉瓣关闭不全、甲亢等）。

任务二　心电图描记

【目的】

1. 掌握导联的连接方法；心电图机的操作步骤。

2. 学会识记心电图波形。

【准备】

1. 护士准备　衣帽整洁，六步洗手。

2. 患者准备　向患者解释心电图检查的目的、配合要点及注意事项，减轻其紧张感，指导患者采取舒适体位。

3. 用物准备　心电图机、电极及导联线、心电图纸、导电胶（或生理盐水、乙醇）棉签、弯盘等。

4. 环境准备　环境清洁、安静，室内光线适宜。

【应用】

1. 步骤　见表10－2。

表10－2　心电图描记操作步骤

操作步骤	操作方法	沟通
核对解释	·核对床号、姓名 ·向患者或家属解释	您好，请问您叫什么名字？（我叫＊＊＊），我是您的责任护士＊＊＊，我现在给您做心电图的检查，这是一项无创伤的检查，您不要担心，配合检查
患者准备	·洗手 ·协助患者取下身上金属物品，电子产品等	·请您将金属物品取下，将电子产品取出放在旁边，好吗
心电图测量	·协助患者取平卧位 ·将导电胶涂抹在患者双手腕、双下肢及前胸相应部位 ·将肢体导联电极分别安置在双手手腕处和双脚脚踝处，电极片均置于内侧。胸 V_1 导联安置在胸骨右缘第四肋间，V_2 导联安置在胸骨左缘第四肋间，V_3 导联安置在 V_2 和 V_4 导联的连线中点，V_4 导联安置在心尖部（左第五肋间与锁骨中线相交处），V_5、V_6 导联安置在同 V_4 水平高度，与左腋前线和左腋中线的交点 ·打开心电图电源开关，调定标准电压为10 mm/1 mV和走纸速度为25 mm/s ·按照导联记录心电图波形Ⅰ、Ⅱ、Ⅲ、aVR、AVL、aVF、V_1、V_2、V_3、V_4、V_5、V_6 导联 ·观察心电图记录过程中有无干扰 ·记录完毕，关闭心电图机开关，取下电极	·请您平卧，双手放松在身体两侧（遮挡患者隐私） ·现在为您连接电极 ·开始做心电图，您不要动，保持平静呼吸，如果感到不舒适请告诉我
整理记录	·协助患者穿好衣服 ·获取心电图报告，标示导联、姓名、年龄、性别及描记日期等	·心电图做完了，谢谢您的配合

2. 注意事项

（1）检测前嘱患者不要剧烈活动、大量进食，或服用一些影响心脏活动的药物。

（2）操作前要检查心电图机是否正常工作，电极位置安放准确。

【知识拓展】

1. 描记心电图时为什么要保证电极放置位置的准确性？

答：心电图检查是将人体的心电活动通过心电图机进行记录、表达，从而反映出心脏的功能状况，辅助诊断，不同部位采集的电信号有较大差异，因此按照规范进行电极安放能保证结果的可靠性，有利于心电图的分析。

2. 心电图检查结果容易受到哪些因素的影响？

答：（1）检查前患者有没有服用心血管类的药物或其他能影响心脏活动的药物。

（2）患者身上有无金属物品、电子产品等干扰心电信号采集。

（3）心电图机的设置是否正常。

（4）电极安放位置是否正确。

（5）对心电图检测结果的分析是否准确。

任务三　心电监护

【目的】

1. 掌握导联的连接方法；心电监护仪的操作步骤。
2. 熟悉监护数据的记录方法。

【准备】

1. 护士准备　衣帽整洁，六步洗手法。

2. 患者准备　告知患者电图监护仪使用的目的、注意事项及配合要点，减轻患者的心里紧张，采取患者舒适体位。

3. 用物准备　心电监护仪，治疗盘、75%乙醇、棉签、电极片、弯盘、接线板、松节油。

4. 环境准备　环境干净、整洁，室内光线适宜。

【应用】

1. 步骤　见表10－3。

表10－3　心电监护操作步骤

操作步骤	操作方法	沟通
核对查询	·核对床号、姓名 ·向患者或家属解释	·您好，请问您叫什么名字？（我叫＊＊＊）我是您的责任护士，现在给您做进行心电监护，请您配合
协助卧位	·洗手 ·备齐用物携至床边、再次核对 ·协助患者取平卧位，或半卧位，松解衣扣 ·用乙醇清洁皮肤	·请您将金属物品取下，将电子产品取出放在旁边，好吗 ·请您平卧，将上衣扣子解开（遮挡患者隐私）
连接监护仪	·将电极片连接到监护仪导线上，贴于正确的位置，五线导联连接，正极（黑）——左侧锁骨中线第1～2肋间隙，负极（白）——右侧锁骨中线第1～2肋间隙，地线（绿）——右侧锁骨中线下方4～5肋间隙，正极（红）——左侧锁骨中线下方4～5肋间隙，探查电极——剑突下；也可选择三导线连接，分别在左侧锁骨中线第1～2肋间隙、右侧锁骨中线第1～2肋间隙、剑突下（两者二选一） ·打开电源开关 ·选择合适导联，调整波形大小使其清晰可见 ·协助患者取舒适体位 ·观察监护仪上的数据，及时做记录 ·处理用物	·我现在安放电极，对您身体不会产生影响，请您放心，安放后不要自行取下
监护撤除	·核对医嘱，核对患者姓名、床号 ·关机、取下导联线 ·清洁患者皮肤，协助其取舒适体位	·监护做完了，谢谢您的配合

2. 注意事项

（1）密切观察监护显示，及时处理干扰和电极脱落等问题。

（2）定时回顾监测情况，并做必要的记录。

（3）正确设定报警界限，不能关闭报警声音。

【知识拓展】

1. 什么情况下需要做心电监护？

答：心电监护是显示心脏电生理活动，了解心律失常等的重要手段，广泛运用于临床尤其是急救护理工作中。适用于急危重患者的抢救和监测、手术过程中的观察、重症监护中心的患者监护等情况。

2. 心电监护电极安放与心电图有何区别？

答：监护电极不需要在肢体进行连接，连接更为简单、方便；电极安放的部位也与普通心电图胸导联的位置不同；由于患者病情较重，电极安放时要考虑不妨碍抢救，如电击除颤、静脉插管等，因此要避开心脏。

任务四　中心静脉压监测

【目的】

1. 评价机体循环功能。
2. 提供临床治疗依据。

【准备】

1. 护士准备　衣帽整洁，六步洗手。

2. 患者准备　向患者解释中心静脉压监测的目的、配合要点及注意事项，减轻其紧张感，采取患者舒适体位。

3. 用物准备　治疗盘、无菌手套、中心静脉导管、延长管、生理盐水、输液管、普鲁卡因、注射器、测压尺、中心静脉测压管、三通。

4. 环境准备　环境整洁、安静、室内光线适宜。

【应用】

1. 步骤　见表10－4。

表10－4　中心静脉压监测操作步骤

操作步骤	操作方法	沟通
核对查询	·核对床号、姓名 ·向患者或家属解释	·您好，请问您叫什么名字？（我叫＊＊＊），我是您的责任护士＊＊，我现在给您测量中心静脉压，请您配合
监测准备	·核对医嘱 ·洗手 ·再次核对患者 ·检查患者中心静脉导管置管情况	

续表

操作步骤	操作方法	沟通
指标监测	· 协助患者取合适体位 · 将测压尺固定在输液架上，0 点与患者心脏水平相齐 · 将生理盐水输注口插入中心静脉测压管，并将盐水固定 · 排空测压管、三通接头延长管内空气，将中心管连接静脉导管，另一分叉延长管压入测压尺凹槽内 · 打开生理盐水与中心静脉导管三通开关、关闭分叉开关 · 关闭与中心导管连接通路，打开生理盐水与测压尺槽内分叉管通路，排水至管末端 · 关闭生理盐水通道，开通测压管槽内延长管和中心静脉导管的通道，与大气相通 · 平视分叉管水柱，当其稳定时读取数据	· 装置已经连接，在检测过程中您不要动
整理记录	· 监测毕，关闭分叉管与导管通路，生理盐水冲管，清理相关物品 · 协助患者整理体位 · 记录结果的分析	· 指标测量做完了，谢谢您的配合

2. 注意事项

（1）传感器测压零点与腋中线第四肋间隙平行，每次测压前，均应调试至零点。

（2）测量过程中，尽量减少患者移动、咳痰、使用血管活性药物等，否则容易使测得的中心静脉压数值不准。

（3）置管时间不宜长，一般 5 ~7 天。

【知识拓展】

1. 锁骨下静脉穿刺有哪些常见的并发症？

答：根据锁骨下静脉穿刺操作的特点，容易形成以下并发症：①血气胸，多为胸膜或肺在穿刺时候受损所致；②血肿和出血，多为穿刺损伤血管所致；③气体栓塞或血栓，多与长期置管有关；④感染，多与无菌操作不严格有关；⑤心脏损坏，较少见。

2. 中心静脉压正常范围及其临床意义？

答：中心静脉压正常范围为 6 ~ 12 cmH_2O（0.59 ~ 1.18 kPa），小于 5 cmH_2O（0.49 kPa）表示心脏充盈或血容量不足，即使动脉压正常，仍需输入液体；中心静脉压大于 15 ~ 20 cmH_2O（1.47 ~ 1.96 kPa）提示右心功能不全，应控制输液量。但 CVP 不能反映左心功能。测定时应注意调整零点至右心房水平（相当于胸廓厚度的中点）。

（薛　梅）

项目十一

消化系统疾病患者护理技术应用

【情景】

张某，男性，60 岁。3 天前无明显诱因出现上腹疼痛，并向腰背部放射，伴恶心、呕吐，伴寒战、发热、黄疸。就诊于本院普通外科，查体 Murphy 征阳性，B 超检查见胆总管结石，肝内外胆管扩张。诊断：胆囊结石、胆囊炎、胆总管结石。给予抗炎、抑酸、补液、对症治疗，行胆囊切除术、胆总管切开取石、“T”管引流术。

【护理任务】

1. 患者术后留置“T”管引流，做好相关护理。

2. 术后为患者实施胃肠外营养支持，行锁骨下静脉穿刺置管，遵医嘱为置管部位更换敷料。

3. 术后继续抗炎、补液治疗，为控制输液速度，应用输液泵输液。

4. 术后遵医嘱每日监测患者血糖变化。

5. 术后 1 周，患者出现腹痛、腹胀、恶心、呕吐，遵医嘱行胃肠减压治疗。

任务一　消化系统评估技术

【目的】

1. 评估患者消化系统功能。

2. 监测消化系统病情变化。

【准备】

1. 护士准备　着装整洁，戴口罩。

2. 患者准备　向患者解释检查的方法、目的、配合要点及注意事项，减轻其紧张感。

3. 用物准备　听诊器、免洗手消毒液。

4. 环境准备　环境整洁、安静，室内光线适宜。

【应用】

1. 步骤　见表 11－1。

表 11－1　消化系统评估技术操作步骤

操作步骤	操作方法	沟通
核对 解释	·核对患者床号、姓名 ·向患者或家属解释	·您好，请问您叫什么名字？（我叫＊＊＊）＊室＊床＊＊＊，我是您的责任护士＊＊，我现在要给您做一些检查，您不用紧张

续表

操作步骤	操作方法	沟通
准备	·按七步洗手法洗手 ·为患者遮挡屏风或床帘	
视诊	·观察腹部外形有无隆起或凹陷，是否对称 ·观察有无肠型、蠕动波 ·观察腹式呼吸有无增强或减弱 ·观察腹壁有无静脉曲张	·请您仰卧屈膝
听诊	·听诊肠鸣音持续 1 分钟 ·听诊腹主动脉，在左、右上腹肾动脉有无血管杂音	·请您放松，为您听诊
叩诊	· ·肝区叩击痛： ·被检查者取平卧位 ·用左手掌平放在其肝区 ·右手握空拳以轻到中等力量叩击左手背 · ·肾区叩击痛： ·被检查者取坐位或侧卧位 ·用左手掌平放在其肋脊角处（肾区） ·右手握空拳以轻到中等力量叩击左手背	·现在给您叩诊肝脏，如果感到疼痛，请您告诉我 ·现在请您侧卧，给您叩诊肾脏，如果感到疼痛，请您告诉我
触诊	· ·触诊腹壁：检查腹壁紧张度，有无压痛、反跳痛 · ·触诊肝脏： ·被检查者取仰卧位，双腿屈曲 ·单手触诊：右手 4 指并拢，手掌伸直，放在患者右侧腹部与肋缘平行，嘱患者做腹式呼吸，呼气时手压向深部，吸气时手指向前迎触下移的肝脏边缘。如此反复，并由腹部稍下方逐渐向肋缘处移动，直到触及肝缘或肋缘 ·双手触诊：左手托住患者右侧腰部，拇指张开放于季肋部，触诊时左手向上推，此时肝下缘会紧贴前腹壁下移，右手以同样方法进行触诊 · ·触诊脾脏： ·被检查者取仰卧位，双腿屈曲 ·左手掌放于患者左胸后部第 9 ~ 11 肋骨部位，将脾脏从后向前托起 ·右手掌平放于患者脐部，手指与左侧肋缘约呈垂直方向，以肝脏触诊同样方法，配合呼吸触诊，直到触及脾缘或肋缘 · ·检查 Murphy 征： ·左手掌平放在患者右侧胸壁，拇指于肋缘与锁骨中线交界处向下勾压胆囊 ·嘱患者做腹式呼吸 · ·触诊麦氏点： ·右手 4 指并拢，在患者脐与右髂前上棘连线中、外 1/3 交界处按压，检查压痛 ·深压后突然向上抬起，检查反跳痛	·现在给您触诊腹部，如果感觉疼痛，请您告诉我 ·给您检查完了，谢谢您的配合

2. 注意事项

（1）按视诊、听诊、叩诊、触诊的顺序进行。

（2）检查手法轻柔，触诊前先将手搓热。

（3）检查时站在患者右侧。

（4）检查前嘱患者排空膀胱，以防膀胱充盈影响检查。

【知识拓展】

1. 正常腹部触诊特点有哪些？

答：腹壁柔软，无压痛、反跳痛，肝脾不易触及。

2. 什么是腹膜刺激征，临床意义是什么？

答：触诊有压痛、反跳痛、肌紧张，即为腹膜刺激征，提示壁腹膜有炎症。

3. 什么是 Murphy 征阳性，阳性提示什么？

答：检查中如患者吸气过程因疼痛而突然停止，即为 Murphy 征阳性，提示急性胆囊炎。

4. 肝脏正常触诊特点有哪些？

答：正常情况下，肝脏质地柔软、表面光滑、边缘整齐、无压痛。深吸气时，肝脏不会超过右锁骨中线肋缘下 1 cm，剑突下不超过 3 cm。

任务二　血糖监测技术

【目的】

1. 评估患者血糖水平。
2. 提供临床诊断、治疗依据。
3. 评价治疗效果。

【准备】

1. 护士准备　着装整洁，戴口罩。

2. 患者准备　向患者解释血糖监测的目的、方法、配合要点及注意事项，减轻其心理紧张感。

3. 用物准备　治疗盘内放血糖仪、血糖试纸、采血针、无菌棉签、75% 乙醇、免洗手消毒液。

4. 环境准备　环境清洁、安静，室内光线适宜。

【应用】

1. 步骤　见表 11－2。

表 11－2　血糖监测技术操作步骤

操作步骤	操作方法	沟通
核对评估	·核对床号、姓名 ·向患者或家属解释 ·核对医嘱 ·核对患者上次进餐时间，是否空腹	·您好，请问您叫什么名字？（我叫＊＊＊）＊室＊床＊＊＊，我是您的责任护士＊＊，我现在遵医嘱给您测血糖，请您配合 ·您现在是空腹吗？（是） ·我现在去准备用物，请稍等
检查准备	·洗手、戴口罩 ·检查血糖仪能否正常开机 ·检查试纸是否在有效期 ·检查两者是否匹配 ·检查采血针是否未开启	

续表

操作步骤	操作方法	沟通
血糖检测	·以75%乙醇消毒无名指指腹，待干 ·核对机器密码与试纸密码是否一致，将试纸条插入试纸槽内 ·打开采血针，在消毒部位采血，将血滴在试纸检测区 ·从显示屏上读出血糖值，记录 ·关闭血糖仪	·请您伸出手指，采血时会有点疼，请您配合
处理记录	·处理用物 ·记录血糖结果	·血糖给您测完了，谢谢您的配合

2. 注意事项

（1）使用前应仔细检查试纸和血糖仪，确定有效和匹配，保证结果准确、可靠。

（2）血糖监测应遵医嘱按时执行，检测前核对患者进食时间，以免影响结果判断。

（3）注意无菌操作，采血后将采血针弃至锐气盒内。

【知识拓展】

1. 血糖检测结果如何判定？

答：空腹血糖＞6.1 mmol/L 即为空腹血糖升高。如有糖尿病症状，且空腹血糖≥7.0 mmol/L；或有糖尿病症状，且随机血糖≥11.1 mmol/L，且有尿糖阳性；或者口服糖耐量试验2小时血糖≥11.1 mmol/L；均可诊断为糖尿病。

2. 血糖监测采血手指如何选择？

答：应尽量选择活动少、疼痛轻、不影响日常活动的手指，如无名指、中指和小指，另外无名指血液较丰富。尽量不用最灵活、敏感、日常生活中用得最多的拇指和示指。多次测量应注意轮换采血手指，以免反复在同一部位采血而形成瘢痕。

3. 血糖监测的注意事项有哪些？

答：（1）测试前检查血糖仪显示的密码，确定与试纸条的密码是一致的。

（2）取血部位乙醇消毒后，应待乙醇挥发干燥后再采血，以避免乙醇与试纸条上的物质发生化学反应或稀释血液，导致血糖检测结果不准确。

（3）采血量要能够完全覆盖试纸测试区。血量不足会导致检测值偏低或检测失败，血量过多会溢出测试区，可能污染仪器，或导致检测结果不准确。

（4）采血后应尽快检测，以免血液部分凝固，影响检测结果的准确性。

任务三　输液泵及微量注射泵治疗技术

【目的】

1. 注入药物，治疗疾病。

2. 控制给药速度。

【准备】

1. 护士准备　着装整洁，戴口罩。

2. 患者准备　向患者解释使用输液泵（微量注射泵）的目的、方法、配合要点及注意事项，减轻其紧张感。

3. 用物准备　治疗盘内铺治疗巾，药液、安尔碘、无菌棉签、弯盘、输液器1个（20 ml或50 ml注射器 + 延长管两根）、胶布、笔、记录本、免洗手消毒液。

4. 环境准备　环境清洁、安静，室内光线适宜。

【应用】

1. 步骤　见表11 –3。

表11 –3　输液泵及微量注射泵治疗技术操作步骤

操作步骤	操作方法	沟通
核对解释	·核对床号、姓名 ·向患者或家属解释 ·核对医嘱、药物、剂量	·您好，请问您叫什么名字？（我叫＊＊＊）＊室＊床＊＊＊，我是您的责任护士＊＊，我现在遵医嘱给您进行输液泵（微量注射泵）注射药物 我现在去准备用物，请稍等
准备药物	·洗手，戴口罩 ·遵医嘱准备液体及用药（微量注射泵需将药物抽入20 ml或50 ml注射器） ·输液袋（注射器）空白标签上需注明床号、姓名、药名、浓度、剂量、加药时间等	
开机检查	·将输液泵（微量注射泵）固定在输液架上，连接电源，检查功能是否正常	
管道安装	· ·输液泵： ·打开泵门 ·将莫菲管下端的输液管由上而下装入输液泵的卡子里 ·关上泵门 ·打开输液管上的调节器 · ·微量注射泵： ·将延长管一端连接注射器 ·排空管内气体 ·将延长管另一端放入无菌治疗巾内 ·再次核对药物 ·将注射器装入注射泵卡槽内	
调节速度	· ·输液泵： ·打开输液泵背面的电源开关 ·设置输液量、输液流速及每分钟滴速 ·将输液器与静脉通道连接 ·按“启动键”开始输液 · ·微量注射泵： ·设定注射速度 ·将延长管另一端与头皮针连接 ·按“启动键”开始输液	·＊＊＊，药液已经开始给您注射了，在注射药物期间，活动时不要将输液管拔出，如果您有任何不适或有什么需要，请随时按呼叫器，我会及时赶到，这期间我也会经常巡视病房的
观察记录	·整理用物 ·记录 ·随时观察患者反应	
停止输液	·输液完毕，按“停止键”停止输液 · ·输液泵： ·将输液器与静脉输液通道断开 ·打开泵门，将输液管道取出，关闭泵门 · ·微量注射泵：将延长管与静脉输液通道断开，取下注射器 ·关闭电源开关，拔下电源插头	·药液已经给您输完了，谢谢您的配合

2. 注意事项

（1）要经常对输液泵进行擦拭，保持清洁，以免影响组件结构的灵敏度，以及药物对输液泵的腐蚀。尤其气泡探头表面要保持清洁，以免降低灵敏度。用水或酒精进行擦洗时，不要使液体流入输液泵内。

（2）保护输液泵传感器，不得用手或其他物品触碰或阻挡传感器或气泡探头，以免影响灵敏度。

（3）仪器不用时，及时切断电源。

（4）仪器发现故障时，及时通知专业维修人员，禁止任何人私自维修。

【知识拓展】

1. 使用输液泵时，压力过高、过低分别可能是什么原因造成的？如何处理？

答：压力过高的原因主要是管路受压、折叠、堵塞或机器需要清洗。压力降低的原因可能是管路不严密、有泄漏。一旦出现压力报警，应及时检查管路有无堵塞或泄漏，及时解除故障。

2. 输液泵报警且 AIR 灯亮时提示什么？应如何处理？

答：提示输液器管中有空气，应将输液管取出重新排气。

3. 输液泵报警且 DOOR 灯亮时提示什么？应如何处理？

答：提示输液泵门开启，应关闭泵门并锁定。

4. 输液泵报警且 EMPTY 灯亮时提示什么？应如何处理？

答：提示药液瓶或袋空了，应立即更换液体或停止输液。

5. 微量注射泵报警且 NEARLY EMPTY 灯亮时提示什么？应如何处理？

答：提示注射器内还剩 1 ~ 2 ml 药液，药液即将用完，如果还继续用药，应只按消音键，不用按 STOP 键，利用剩余时间更换药液，这样可保证药液持续注射。

6. 微量注射泵报警且 LOWBATT 灯亮时提示什么？应如何处理？

答：提示注射泵内电源已用完，机器不能继续工作，应及时更换微量注射泵。

7. 微量注射泵报警且 OCCLUSION 灯亮时提示什么？应如何处理？

答：提示管道阻塞，可能是针头阻塞、管道阻塞、管道受压、针头脱出血管外、三通开关放置错误及微量泵故障等原因造成。应及时查明原因，针对原因解除故障，必要时可重建静脉通道或更换注射泵。

任务四　深静脉置管更换敷料技术

【目的】

1. 保持穿刺部位无菌状态，预防感染。

2. 保持深静脉置管固定牢固，防止脱管。

【准备】

1. 护士准备　着装整洁，戴口罩。

2. 患者准备　向患者解释深静脉置管更换敷料的目的、方法、配合要点及注意事项，减轻其紧张感。

3. 用物准备　治疗盘内放换药包 1 个（内有无菌换药碗 2 个，镊子 2 把，纱布棉球若干）、无菌手套 1 副、75% 乙醇、碘伏、无菌静脉敷料、胶布、签字笔、快速手消毒液。

4. 环境准备　环境清洁、安静，室内光线适宜。

【应用】

1. 步骤　见表11－4。

表11－4　深静脉置管更换敷料技术操作步骤

操作步骤	操作方法	沟通
核对评估	·核对床号、姓名 ·向患者或家属解释 ·检查患者敷料，评估深静脉置管情况	·您好，请问您叫什么名字？（我叫＊＊＊）＊室＊床＊＊＊，我是您的责任护士＊＊，我现在要遵医嘱给您更换深静脉置管敷料，我先看一下您的置管情况 ·您的深静脉置管敷料无渗血、渗液 ·我现在去准备用物，请您稍等
安置卧位	·洗手，戴口罩 ·携用物至病房 ·再次核对、解释 ·协助患者取平卧位，头偏向置管部位的对侧，暴露深静脉置管（PICC置管者可取平卧位、半卧位或坐位）	·您好，请问您叫什么名字？（我叫＊＊＊）＊＊＊，我现在要给您更换敷料了，请您躺好，换敷料时身体不要动
揭除敷料	·观察并记录导管置入深度 ·围绕置管部位的四周向外牵拉着揭开敷料，避免牵动导管，使之脱出	·请您身体不要动
消毒换药	·洗手，戴手套 ·打开换药包 ·用75%酒精棉球擦净置管周围的贴膜痕迹 ·用碘伏棉球以穿刺点为中心由内向外环形消毒皮肤3遍，消毒范围大于敷料面积 ·待消毒液干后，以导管为中心由内向外贴无菌敷料贴膜 ·用胶布再次固定外露导管 ·脱手套 ·在胶布上注明更换敷料日期并签名	
安置处理	·协助患者整理衣物及床单位 ·整理用物	·＊＊＊，敷料已经给您换好了，有什么不舒服吗
洗手记录	·洗手 ·书写护理记录	·深静脉置管已给您固定好，请您不要自行拔出导管，翻身时注意不要使管道折叠或受压，保持局部清洁干燥，贴膜如有卷边、松动，或贴膜下有汗液时，请及时通知护士更换，不要擅自撕下贴膜 ·谢谢您的配合

2. 注意事项

（1）置管后24小时内要注意观察有无局部肿胀及皮下气肿等情况。

（2）保持置管部位清洁干燥，禁止搔抓、摩擦，嘱患者穿宽松衣物，防止牵拉或压迫导管。

（3）揭除敷料后应注意观察导管有无移位，导管周围皮肤有无渗血、渗液、发红、分泌物等。

（4）消毒皮肤后，待消毒液完全晾干后方可贴敷料，以免影响敷料黏性。

【知识拓展】

1. 深静脉置管应多长时间更换一次敷料？

答：深静脉置管部位一般无菌纱布敷料每1～2天更换一次，无菌透明敷贴每3～7天更换一次，如敷料发生卷边、松脱、潮湿等异常，应随时更换敷料。

2. 深静脉置管部位感染时有哪些表现？如何预防感染？

答：可出现局部的红肿疼痛，以及体温升高、白细胞计数升高等全身感染症状。为预防感染，在更换敷料时应严格执行无菌操作原则，避免细菌污染穿刺部位。

任务五　胃肠减压护理技术

【目的】

1. 消除或减轻肠梗阻症状。

2. 术后吸出胃肠内容物和气体，减轻腹胀，降低切口张力，减轻切口疼痛，促进切口愈合，改善胃肠壁血运，促进肠蠕动恢复。

3. 减少胃肠内容物从穿孔部位漏入腹腔，防止腹腔炎症加重。

4. 观察引流物变化，判断病情。

【准备】

1. 护士准备　着装整洁，戴口罩。

2. 患者准备　向患者解释胃肠减压的目的、方法、配合要点及注意事项，减轻其紧张感。

3. 用物准备　治疗盘内放胃管1根、一次性负压引流器、镊子1把、治疗碗2个、纱布数块、压舌板1个、石蜡油棉球1包、20 ml注射器、治疗巾、听诊器、手套、棉签，另备温开水、别针、手电筒、笔、记录本。

4. 环境准备　环境清洁、安静，室内光线适宜。

【应用】

1. 步骤　见表11－5。

表11－5　胃肠减压护理技术操作步骤

操作步骤	操作方法	沟通
核对解释	·核对床号、姓名 ·向患者或家属解释	·您好，请问您叫什么名字？（我叫＊＊＊）＊室＊床＊＊＊，我是您的责任护士＊＊，我现在要遵医嘱给您进行胃肠减压，可能会有一些不适，请您配合我操作 ·我现在去准备用物，请稍等
胃管置入	·再次核对患者 ·按鼻饲技术置入胃管 ·确认胃管在胃内后，固定胃管	·＊室＊床，请问您叫什么名字？（我叫＊＊＊）＊＊＊，我现在要给您下胃管了，插胃管到咽喉部时，您会有些恶心，请您放松并做深呼吸和吞咽动作，可以减轻恶心，请您配合
接引流器	·检查负压引流器有效期及包装有无破损 ·打开外包装，取出引流器 ·用力按压挤出引流器内所有空气，使之产生负压 ·将负压引流器与胃管连接 ·观察引流是否通畅 ·用别针将引流器固定于床沿	

续表

操作步骤	操作方法	沟通
整理处置	·用纱布擦拭患者口、鼻附近及面部 ·整理床单位 ·整理用物	·胃肠减压已经给您接好了，请您在胃肠减压期间不要吃东西喝水，活动时不要压迫、扭曲、折叠或拔出胃管，引流器要始终保持在较低的位置，利于引流。如果您有任何不适或什么需要，请随时按呼叫器，我会及时赶到 ·谢谢您的配合
洗手记录	·洗手 ·记录操作时间、胃管置入深度、引流液量、颜色、性状	

2. 注意事项

（1）胃肠减压期间需禁食禁饮，应加强口腔护理，预防口腔感染。

（2）胃肠减压期间应注意从静脉补充营养，记录24小时出入液量。

（3）置管期间应每隔2小时挤压胃管一次，防止堵管。

（4）引流器应每24小时更换1次。

【知识拓展】

1. 胃肠减压的适应证有哪些？

答：肠梗阻患者、胃肠道穿孔患者、腹部手术后、胃肠道手术前。

2. 胃肠减压期间应注意观察哪些病情变化？

答：应注意观察患者原有症状、体征有无减轻或加重，引出液的量、颜色、性状，有无体液失衡及肠蠕动恢复情况。

3. 胃肠减压期间如出现堵管，应如何处理？

答：发现堵管时可将胃管与负压引流器分离，用注射器向外抽吸或用适量温水正压冲洗，如不能排除堵塞，可将胃管拔除，更换胃管重新置入。

任务六　“T”管引流护理技术

【目的】

1. 支撑胆道，防止术后胆管狭窄。

2. 引流胆汁，降低术后胆道压力。

3. 引流残余结石。

4. 观察胆汁的量、颜色、性状，及时发现病情变化。

【准备】

1. 护士准备　着装整洁，戴口罩。

2. 患者准备　向患者解释“T”管引流的目的、方法、配合要点及注意事项，减轻其紧张感。

3. 用物准备　治疗巾、弯盘、一次性无菌引流袋、无齿血管钳、棉签、安尔碘、胶布、免洗手消毒液。

4. 环境准备　环境清洁、安静，室内光线适宜。

【应用】

1. 步骤见表11－6。

表11－6 “T”管引流护理技术操作步骤

操作步骤	操作方法	沟通
核对评估	·核对床号、姓名 ·向患者或家属解释 ·观察引流管及引流液情况	·您好，请问您叫什么名字？（我叫＊＊＊）＊室＊床＊＊＊，我是您的责任护士＊＊，我现在要遵医嘱给您更换“T”管的引流袋 ·我先看一下您的引流情况 ·我现在去准备用物，请稍等
安置体位	·再次核对患者 ·遮挡患者 ·安置平卧位或半卧位，暴露“T”管	·＊室＊床，请问您叫什么名字？（我叫＊＊＊）＊＊＊，我现在给您更换引流袋，请您躺好
更换引流袋	·在“T”管与引流袋连接口下方铺治疗巾 ·放置弯盘 ·打开一次性无菌引流袋，放于治疗巾上 ·用无齿血管钳夹闭“T”管 ·消毒连接口 ·断开引流袋与“T”管连接口 ·再次消毒“T”管管口周围 ·打开新引流袋连接管的安全帽，与“T”管连接	
固定松钳	·将引流袋固定于床沿下方的床单上，使之低于“T”管腹壁出口 ·松开止血钳，由近端向远端挤压引流管，观察是否通畅	
整理安置	·撤去弯盘 ·撤去治疗巾 ·帮助患者穿好衣服，整理床单位	·引流袋给您换好了，您在下床或翻身时注意不要使管道受到牵拉，以免“T”管脱出，无论您站着还是躺着，都始终使引流袋低于腹壁“T”管出口，以免引流液逆流。如果您有任何不适或有什么需要，请随时按呼叫器，我会及时赶到 ·谢谢您的配合
洗手记录	·处理用物 ·洗手 ·记录引流液的量、颜色和性状	

2. 注意事项

（1）严格无菌操作，防止胆道感染。

（2）注意观察引流液变化及患者腹痛、发热、黄疸的消退情况。

（3）注意有无腹膜刺激征，以及时发现胆汁渗漏。

【知识拓展】

1. 胆道术后“T”管引流量如何观察？

答：正常情况下，胆汁引流量在术后24小时内一般为300～400 ml，随着术后肝功能及患者饮食的恢复，胆汁分泌增多，“T”管引流量可达到每天600～700 ml，随着胆道的愈合，大部分胆汁经胆总管进入肠道，“T”管引流量减少并维持在每天200～300 ml。如引流量锐减，可能是“T”管阻塞或肝功能衰竭所致，引流量增多则可能是胆总管下端堵塞所致。

2. 如胆道术后引流量锐减，应考虑是什么原因？如何处理？

答：应先检查“T”管有无受压、扭曲、折叠、堵塞，如为堵塞所致，可用注射器抽吸，或用细的硅胶管插入“T”管行负压吸引，术后1周内禁止正压冲洗，术后1周以上者，可以庆大霉素8万U加入生理盐水中，在严格无菌条件下行低压冲洗。

3. “T”管引流期间应注意观察哪些病情变化？

答：注意观察患者的生命体征，尤其注意体温变化，体温逐渐恢复正常并且不再升高，才是病情恢复的征象。观察皮肤巩膜颜色，术后黄疸应逐渐消退。观察患者腹部症状体征，如腹痛是否减轻、有无腹膜刺激征出现，以便及时发现胆汁渗漏。观察“T”管引流液的量、颜色、性状，有无残余结石排出以及腹腔引流液情况。

4. “T”管留置多长时间？如何拔管？

答：“T”管留置时间一般为2周左右，如患者体温正常、无腹痛发生、黄疸已消退、引流液量为每日200～300 ml，血常规及血胆红素在正常范围，则可考虑拔管。拔管前应行试验性夹管24～48小时，如无不适反应出现，可经“T”管注入造影剂进行检查，确定胆总管下端无梗阻存在、无结石残留，将“T”管开放1～2天，使造影剂引流干净，即可拔管。拔管时注意动作轻柔，防止胆道损伤。

任务七　三腔管压迫止血技术

【目的】

治疗门静脉高压所致的食管下端、胃底静脉曲张破裂出血。

【准备】

1. 护士准备　着装整洁，戴口罩。

2. 患者准备　向患者解释三腔管压迫止血的方法、目的、注意事项及配合要点，减轻其紧张感。

3. 用物准备　治疗盘一个、三腔二囊管、无齿血管钳3把、治疗巾、弯盘、石蜡油、棉签、50 ml注射器1支、手套、胶布、血压计、砂袋、滑车牵引架或输液架。

4. 环境准备　环境清洁、安静，室内光线适宜。

【应用】

1. 步骤　见表11－7。

表11－7　三腔管压迫止血技术操作步骤

操作步骤	操作方法	沟通
核对解释	·核对床号、姓名 ·向患者或家属解释	·您好，请问您叫什么名字？（我叫＊＊＊）＊室＊床＊＊＊，我是您的责任护士＊＊，我现在遵医嘱给您应用三腔管止血，您不要紧张，请配合我操作 ·我现在去准备用物，请稍等

续表

操作步骤	操作方法	沟通
检查物品	·检查三腔管是否通畅 ·检查气囊是否漏气 ·观察气囊膨胀是否均匀	
安置卧位	·再次核对患者 ·安置患者于半卧位或平卧位，头偏向一侧	·您好，请问您叫什么名字？（我叫＊＊＊）＊＊＊，我现在要给您插管了，请您躺好，插管时会有一些不舒服，我的动作会尽量轻柔，请您配合
铺巾准备	·颌下铺治疗巾 ·用湿棉签清洁插管侧的鼻腔	
插管固定	·用石蜡油充分润滑三腔管前端及气囊外壁 ·经清洁过的鼻孔缓慢插入三腔管，到达咽喉部时嘱患者深呼吸并做吞咽动作 ·插管达 50 ~ 60 cm 时，用注射器抽吸胃液，确认管道已在胃内 ·用胶布暂固定	·请您深呼吸，做吞咽动作
充气牵引	·先向胃气囊内注气 200 ~ 300 ml，压力为 40 ~ 45 mmHg ·将三腔管向外拉，使胃气囊压迫在胃底部 ·将三腔管尾端连接 0.5 kg 砂袋，通过牵引弓或输液架进行持续牵引，砂袋距离地面 30 cm 左右 ·将胃管腔末端连接胃肠减压，观察胃内仍有鲜血引出，再向食管气囊内注气 100 ~ 150 ml，压力为 30 ~ 40 mmHg，压迫食管下段	
安置整理	·安置患者舒适体位 ·整理床单位	·三腔管已经给您留置好了，三腔管压迫期间尽量减少活动，以免牵拉导管致脱出，置管期间请您不要吃东西喝水，如果您有任何不适或有什么需要，请随时按呼叫器，我会及时赶到 ·谢谢您的配合
整理记录	·整理用物 ·洗手 ·记录引流量、颜色、性状	

2. 注意事项

（1）观察胃肠减压抽出液情况，判断止血效果。

（2）三腔管压迫治疗期间，每隔 12 ~ 24 小时，将食管气囊气体放掉，同时放松牵引，将胃气囊向胃内送入一些，以防黏膜因长期受压而发生缺血、坏死，每次放气 15 ~ 30 分钟再重新充气牵引。

（3）胃气囊注气量要充足，防止牵引时因胃气囊过小进入食道，而压迫心脏。食管气囊注气不可太多，以免过度压迫食管黏膜导致黏膜坏死。

（4）压迫期间应密切观察病情，及时发现并发症或气囊漏气导致压迫无效。

【知识拓展】

1. 三腔管压迫期间可能出现哪些并发症？如何处理？

答：如胃气囊出现漏气、破裂或充气不足，食管气囊可因受牵拉而上移，可阻塞于喉部导致窒息，胃气囊亦可进入食管而压迫心脏，前者可导致患者呼吸困难或窒息，后者则使患者感觉胸胃后不适、恶心或出现频繁的期前收缩，此时应及时检查，一旦确定为以上原因，应迅速抽尽食管气囊内的气体，或立即剪断管道使气体排出，解除压迫。压迫期间还应嘱患者唾液及呼吸道分泌物应尽量吐出，不要咽下，并及时帮助患者清理分泌物，以免误吸。

2. 如患者出现胸胃下不适、恶心或频繁期前收缩，应考虑什么原因？如何处理？

答：可能是胃气囊进入食管下段挤压心脏所引起，应及时检查并给予适当调整。

3. 双气囊三腔管何时拔管？如何拔管？

答：三腔管压迫 2 ~ 3 天后，若无继续出血，可先放出食管气囊内气体，并放松牵引，观察 12 小时后仍无出血，再放出胃气囊内气体，保留管道继续观察 24 小时，如仍无出血可考虑拔管。拔管前应让患者吞服 20 ~ 30 ml 石蜡油，润滑黏膜和双气囊三腔管外壁，抽尽囊内气体，以缓慢、轻巧的动作拔管。

（刘　萍）

项目十二

运动系统疾病患者护理技术应用

【情景】

2018年7月14日，武夷山市公馆大桥北端发生垮塌事故，一辆车牌号为闽H30953的旅游大巴坠入桥下，造成22人受伤，1人遇难。

事故发生后立即启动应急预案，组织力量进行救援。如果你是参加救护的人员之一，你该做哪些工作？怎么做？

【护理任务】

1. 伤口止血 根据出血部位不同、出血量的多少采取正确的方法止血。

2. 伤包扎口 评估伤口，根据现场条件，选择绷带、三角巾或尽量干净的衣物包扎伤口。

3. 固定骨折部位 评估骨折的部位、类型，采取有效的固定方法，并保持肢体于功能位。

4. 患者的搬运 经过现场的初步处理，根据伤情的不同及现场条件，运用尽量节力的方法将患者安全地搬运到救护车或临时救护站。

任务一　伤口止血技术

【目的】

减少出血，预防休克。

【准备】

1. 救护员准备 戴上医用手套或用几层纱布、干净的毛巾、手帕、塑料袋等替代。

2. 患者准备 讲解止血的目的、方法、注意事项及配合要点，减轻其紧张感，采取患者舒适体位。

3. 用物准备 止血用具（纱布，三角巾和绷带，止血带，布带）、铅笔、红布带等。

4. 环境准备 环境安全，光线适宜。

【应用】

1. 步骤 见表12－1。

表 12－1　现场止血技术操作步骤

操作步骤	操作方法	沟通
评估	·脱去或剪开衣服，暴露伤口，检查出血部位，其他止血方法无效	·您好，我是救护员，您这里受伤流血了，我帮您把衣服脱去检查一下伤口的情况好吗？（好的）不要着急，我马上帮您止血，有什么不舒服请及时告诉我
止血	· ·止血带止血法： ·安置伤者合适体位，用厚敷料压迫伤口止血，抬高患肢使静脉回流，用大小相应的衬垫平整地垫于出血肢体的上臂或大腿上1/3，选择粗细合适的止血带，左手捏住止血带短端，以示、中指仰置于止血带短头下，右手执止血带长端，将止血带拉紧后，以长端压住短端绕两圈，左手两指夹住长端皮管在缠绕的皮管下拉出。 · ·布带绞紧止血法： ·安置伤者合适体位，用厚敷料压迫伤口止血，抬高患肢使静脉回流，用大小相应的衬垫平整的垫于出血肢体的上臂或大腿上1/3，三角巾折成带状，用折叠好的布带在衬垫上加压绕肢体一周，两端向前拉紧，打一活结，用绞棍插在带状的外圈内，提起绞棍绞紧，并将绞紧后的另一端插入活结小圈内固定	·请把您受伤的手臂抬高一点好吗？在您手臂上绑一条止血带这样出血会减少一点。（好的）您会感觉有点紧，但这样能够止血，请您配合好吗？（好的）
评价	·检查止血效果，检查肢体远端动脉搏动情况，伤口出血有无减少或停止	·您看，血已经止住了。（谢谢）
记录	·在止血带的部位记录上止血带时间	·这止血带虽然可以止血，但是不能一直绑在这里的，必须每隔1小时放松1次，每次2～3分钟，现在我在这布条上记下了上止血带的时间。（好的）
标记	·在止血的部位别上红色布条，做好标记	·这块红布条别在这里不要拿掉，这样其他救护员一看到红布条就知道您这里上着止血带。（好的）
观察	·观察远端肢体颜色、感觉	·现在感觉怎么样？（好多了，谢谢）
交代	·嘱咐患者记牢下一次止血带放松的时间，及时提醒救护员，如有不适，随时呼叫	·下一次止血带放松的时间是＊点＊分，如果时间到了我们还没有人过来放松的话，请及时提醒我或其他的救护员，如果您有任何不适，请告诉我们的救护员，我们会及时过来的。（好的，太谢谢您了）您还有其他的需要吗？（没有了）谢谢您的配合
整理记录	·协助患者取合适体位，整理用物	

2. 注意事项

（1）首先要快速准确判断出血部位及出血量，决定采取哪种止血方法。

（2）大血管损伤时常需几种方法联合使用。颈动脉和股动脉损伤出血凶险，首先要用指压止血法，并及时拨打急救电话。转运时间长时可实行加压包扎止血。

（3）无论使用哪种止血带都要记录时间，注意定时放松（每1小时放松一次，每次2～3分钟），放松止血带要缓慢，防止血压波动或再出血，并做鲜明的标记。

（4）布料止血带因无弹性，要特别注意防止肢体损伤，不可一味增加压力。

【知识拓展】

1. 现场救护时应遵循什么原则?

答：创伤在各种突发情况下发生，创伤程度各不相同，救护时要根据现场条件和伤情采取不同救护措施。尽管如此，创伤的现场救护又有其共同的规律，需要掌握以下原则：评估环境，注意保护自身和患者的安全，尽可能佩戴个人防护用品。树立整体意识，重点、全面了解伤情，避免遗漏。先抢救生命，重点判断是否有意识、呼吸、心跳。快速、有效止血，优先包扎头部、胸部、腹部伤口以保护内脏，然后包扎四肢伤口。先固定颈部，然后固定四肢。操作迅速、准确，动作轻巧，防止损伤加重，关心体贴患者。

2. 现场应如何判断出血量?

答：失血的速度和数量是影响患者健康和生命的重要因素。突然出血占全身血容量20%（约800 ml）以上时，可造成轻度休克，面色苍白、出冷汗、手足湿冷，脉搏快弱，可达每分钟100次以上。失血20%～40%（800～1600 ml）时，可造成中度休克，脉搏每分钟100～120次以上；失血40%（1600 ml）以上时，可造成重度休克，呼吸急促，烦躁不安或表情淡漠，脉搏细、弱、摸不清，血压下降，严重者可危及生命。

3. 如何判断外出血患者损伤血管的类型?

答：外出血是指人体受到外伤后血管破裂，血液从伤口流出体外。依血管损伤的种类通常将出血分成三类。

（1）动脉出血　动脉血压力较高，出血时血液自伤口向外喷射或随心的舒缩一股一股地冒出。血液为鲜红色、流速快、量多，人在短时间内可有大量失血，危及生命。

（2）静脉出血　血液暗红色，出血时血液呈涌出状或徐徐外流，速度稍缓慢、量中等。

（3）毛细血管出血　微小的血管出血，血液像水珠样流出或渗出，血液由鲜红变为暗红色、量少、多能自行凝固止血。

4. 现场止血到何种程度?

答：止血是使动脉血流受阻以达到止血，而不是阻断血流，造成组织缺血坏死。因此，建议现场止血达到尽量减慢血液流出的速度，而不是一滴不流的程度。

任务二　伤口包扎技术

【目的】

1. 保护伤口，防止进一步污染，减少感染机会。
2. 减少出血，预防休克。
3. 保护内脏和血管、神经、肌腱等重要解剖结构。
4. 有利于转运患者。

【准备】

1. 救护员准备　戴上医用手套或用几层纱布、干净的毛巾、手帕、塑料袋等替代。

2. 患者准备　讲解包扎的目的、方法、注意事项及配合要点，减轻其紧张感，采取患者舒适体位。

3. 用物准备　包扎用具（纱布、三角巾和绷带或根据现场条件选择尽量清洁的毛巾、衣服等）。

4. 环境准备　环境安全，光线适宜。

【应用】

1. 步骤　见表 12－2。

表 12－2　现场包扎技术操作步骤

操作步骤	操作方法	沟通
评估	・脱去或剪开衣服，暴露伤口，检查伤口	・您好，我是救护员，您这里受伤了，我检查一下伤口的情况好吗？（好的）出血不多，不要着急，我马上帮您包扎，有什么不舒服请及时告诉我
包扎	・・头顶部伤口（头顶帽式包扎法）： ・安置合适体位，用于净敷料覆盖伤口，将三角巾的底边叠成约两指宽，边缘置于患者前额齐眉处，顶角向后，三角巾的两底角经两耳上拉向头后部交叉压住顶角，绕回前额齐眉打结，顶角拉紧，折叠后掖入头后部交叉内 ・・枕后伤口（风帽式包扎法）： ・安置合适体位，用于净敷料覆盖伤口，先将三角巾底边中点及顶角各打一结，顶角放在头顶部，底边中点放在枕结节下方，两底角向面部拉紧，包绕下颌，交叉拉至枕后打结 ・・开放性腹部损伤： ・安置伤者平卧位，双腿屈曲，检查意识、呼吸、脉搏，立即呼救。伤者禁食、禁饮；用保鲜膜或大块敷料覆盖伤口，三角巾做环形圈，用环形圈套住脱出物，用茶杯或饭碗将环形圈盖住。三角巾叠成宽带固定茶杯或饭碗，另一三角巾底边向上，顶角向下横放在腹部，顶角由两腿间拉向后面与两底角连接处打结 ・・开放性气胸： ・安置患者合适体位，保持患者安静，用保鲜膜或塑料袋，纱布或干净敷料压在伤口上，胶布将敷料固定，三角巾折成宽带绕胸固定在健侧打结，用另一三角巾底边绕胸部在背部打结，三角巾顶角系带拉紧经患侧胸过肩与底边在背后打结	・我扶您能坐起来吗？（可以）请帮忙压一下伤口好吗？（好的）这样过紧吗？（刚好） ・我扶您躺下来，膝盖屈起来，放松，慢慢地呼吸。请不要紧张，我马上就帮您包扎好了。为了不加重病情，从现在开始请您先不要吃任何食物，包括水，好吗？（好的）包扎好了，谢谢您的配合！（谢谢您） ・这样靠着舒服吗？（还好）请放松，慢慢地呼吸。对，做得很好。呼气……呼气……好，这样过紧吗？（刚好），请不要紧张，包扎好了
评价	・检查包扎效果：检查伤口覆盖情况、伤口出血有无减少或停止、包扎的松紧度、是否牢固美观	・包扎好了，您配合得很好，谢谢！（谢谢您）
观察	・观察远端肢体颜色、感觉以及有无其他不适	・现在感觉怎么样？（好多了，谢谢）
交代	・嘱咐患者安静休息，如有不适，随时呼叫	・您还有其他的需要吗？（没有了）请您先好好休息，有事呼叫我
整理记录	・协助患者取合适体位，整理用物	

2. 注意事项

（1）伤口上要加盖敷料，不要在伤口上应用弹力绷带。

（2）现场勿用水冲洗伤口（化学伤除外）或涂药。

（3）对嵌有异物或骨折断端外露的伤口不能直接包扎。

（4）应用绷带包扎时，应由远到近，松紧要适度。

（5）如出现手、足的甲床发紫，包扎肢体远心端皮肤发紫，有麻木感或感觉消失，甚至手指、足趾不能活动时，立即松开，重新包扎。

（6）无手指、足趾末端损伤者，包扎时要暴露肢体末端，以便观察末梢血液循环。

【知识拓展】

1. 现场应如何评估伤口情况？

答：要仔细检查伤口的位置、大小、深浅、污染程度与异物特点如下。

（1）伤口深，出血多，可能有血管损伤。

（2）胸部伤口较深时可能有气胸。

（3）腹部伤口可能有肝脾或胃肠损伤。

（4）肢体畸形可能有骨折。

（5）异物扎入人体可能损伤大血管、神经或重要脏器。

2. 现场常用的包扎材料有哪些？各适用于什么部位？

答：有创口贴、尼龙网套、三角巾、弹力绷带、纱布绷带、胶条及毛巾、头巾、衣服等。

（1）创口贴　有各种大小不同规格，弹力创口贴适用关节部位损伤。

（2）绷带　卷状绷带具有不同的规格，可用于身体不同部位的包扎，如手指，手腕，上、下肢等。纱布绷带利于伤口渗出物的吸收，高弹力绷带适用于关节部位损伤的包扎。

（3）三角巾　适用于身体不同部位的包扎，可折叠成各种形状，方便快捷，容易获得，是现场救护最常用的包扎材料。

（4）就地取材　干净的衣物、毛巾、床单、领带、围巾等可作为临时性的包扎材料。

（5）胶带　具有多种宽度，呈卷状，用于固定绷带、敷料等。对一般胶带过敏的，应采用纸制胶带。

（6）尼龙网套　具有良好的弹性，使用方便。头部及肢体均可用其包扎。

3. 绷带包扎有哪些方法？各适用于哪些部位？

答：（1）环行法　此法是绷带包扎中最常用的，用于肢体粗细较均匀处伤口的包扎。

（2）回返包扎　用于头部、肢体末端或断肢部位的包扎。

（3）“8”字包扎　用于手掌、踝部和其他关节处伤口的包扎，选用弹力绷带最佳。

（4）螺旋包扎　用于肢体、躯干部位的包扎。

（5）螺旋反折包扎　用于肢体上下粗细不等部位的包扎，如小腿、前臂等。

任务三　骨折外固定技术

【目的】

1. 制动，减少患者的疼痛。
2. 避免损伤周围组织、血管、神经。
3. 减少出血和肿胀。
4. 防止闭合性骨折转化为开放性骨折。
5. 便于搬运患者。

【准备】

1. 救护员准备　戴上医用手套或用几层纱布、干净的毛巾、手帕、塑料袋等替代。

2. 患者准备　向患者讲解固定的目的、方法、注意事项及配合要点，减轻其紧张感，采取患者舒适体位。

3. 用物准备　包扎固定用具（纱布、棉垫、三角巾和绷带，夹板、脊柱板、颈托等）。

4. 环境准备　环境安全，光线适宜。

【应用】

1. 步骤　见表 12－3。

表 12－3　现场骨折外固定技术操作步骤

操作步骤	操作方法	沟通
评估	・脱去或剪开衣服，暴露受伤部位，检查伤情（局部有无疼痛、肿胀、畸形和功能障碍，有无神经、血管损伤）	・您好，我是救护员，您这里受伤了，我帮您检查一下好吗？（好的）这里有点肿，可能骨折了，不要着急，我马上帮您处理，您如果疼得厉害及时告诉我。（好的）
固定	・・上臂骨折（小悬臂带）： ・开放性骨折先做好伤口的包扎、止血。 ・两块木板，一块置于伤侧上臂外侧，长度超过肘关节及肩关节，另一块木板置于上臂内侧，骨突部位加衬垫，宽布带或三角巾折成宽带固定木板。三角巾折成 4 指宽宽带，中央放在前臂下 1/3 处，一底角置于健侧胸部过肩于背部，伤臂屈肘放在宽带中部，另一底角包绕伤侧前臂反折至伤侧肩部，两底角在健侧颈部侧方打结，将前臂悬吊于胸前。另一三角巾折成宽带通过上臂骨折上或下端，绕过胸廓在对侧腋前或腋后打结。屈肘位将前臂悬吊于胸前，指端露出，检查末梢血液循环 ・・前臂骨折（大悬臂带）： ・开放性骨折先做好伤口的止血、包扎。前臂放置于功能位（屈肘位）。两块木板，一块置于伤侧前臂外侧，长度超过肘关节及腕关节，另一块木板置于前臂内侧，骨突部位加衬垫，宽带或三角巾折成宽带固定木板，另一三角巾顶角打结，一底角置于健侧胸部过肩于背部，伤臂屈肘放在三角巾中部，另一底角包绕伤臂反折至伤侧肩部，两底角在健侧颈部侧方打结，将前臂悬吊于胸前，指端露出，检查末梢血液循环	・请帮忙把受伤的手托一下好吗？这样会减轻一点疼痛。（好的）好的，包扎完毕，您觉得舒服一点吗？（是的）
固定	・・大腿骨折： ・木板固定：开放性骨折先做伤口的包扎、止血，两块木板，一块长木板放在伤口外侧，从腋下到外踝，另一块短木板从大腿根内侧到内踝。在腋下、膝关节、踝关节等骨突出部放棉垫保护，空隙处用柔软物填实，用宽带或三角巾叠成宽带，先固定骨折上下两端，再固定腋下、腰部、髋部、小腿及踝部，“8”字法固定足踝，趾端露出，检查末梢血液循环 ・健肢固定：用三角巾将双下肢固定在一起，两膝、两踝及两腿间隙之间垫好软垫，“8”字法固定足踝，趾端露出，检查末梢血液循环 ・・小腿骨折 ・木板固定：开放性骨折先做伤口的止血、包扎，两块木板，一块长木板放在伤口外侧，从髋关节到外踝，另一块短木板从大腿根内侧到内踝，在膝关节、踝关节等骨突出部放棉垫保护，空隙处用柔软物填实，用宽带或三角巾叠成宽带，先固定骨折上下两端，再固定髋部、大腿及踝部，“8”字法固定足踝，趾端露出，检查末梢血液循环 ・健肢固定：用三角巾将双下肢固定在一起，两膝、两踝及两腿间隙之间垫好软垫，“8”字法固定足踝，趾端露出，检查末梢血液循环	

续表

操作步骤	操作方法	沟通
评价	·检查固定效果：夹板是否超过骨折部位的上下两个关节、是否先近心端后远心端、固定的松紧度是否能容纳一指、是否牢固美观	·固定好了，您配合得很好，谢谢！（谢谢你）
观察	·观察远端肢体颜色、感觉以及有无其他不适	·现在感觉怎么样？（好多了，谢谢）
交代	·嘱咐患者安静休息，如有不适，随时呼叫	·您还有其他的需要吗？（没有了）请您先好好休息，如果您有任何不适，请告诉我们的救护员，我们会及时过来的。（好的，太谢谢您了）
整理记录	·协助患者取合适体位，整理用物	

2. 注意事项

（1）置患者于适当位置，就地施救。

（2）夹板与皮肤、关节、骨突出部位之间加衬垫，固定时操作要轻。

（3）先固定骨折的上端（近心端），再固定下端（远心端），绑带不要系在骨折处。

（4）前臂、小腿部位的骨折，尽可能在损伤部位的两侧放置夹板固定，以防止肢体旋转及避免骨折断端相互接触。

（5）固定后应置肢体于功能位，上肢为屈肘位，下肢呈伸直位。

（6）应露出指（趾）端，便于检查末梢血运。

【知识拓展】

1. 现场应如何判断患者是否骨折？

答：（1）疼痛　突出表现是剧烈疼痛，受伤处有明显的压痛点，移动时有剧痛，安静时则疼痛减轻。根据疼痛的轻重和压痛点的位置，可以大体判断骨折的部位。无移位的骨折只有疼痛没有畸形，但局部可有肿胀或血肿。

（2）肿胀　出血和骨折端的错位、重叠，都会使外表呈现肿胀现象。

（3）畸形　骨折时肢体会发生畸形，呈现短缩、成角、旋转等。

（4）功能障碍　原有的运动功能受到影响或完全丧失。

（5）血管、神经损伤的检查　上肢损伤检查桡动脉有无搏动，下肢损伤检查足背动脉有无搏动。触压患者的手指或足趾，询问有何感觉，手指或足趾能否自主活动。

2. 骨折固定时应遵循什么原则？

答：（1）首先检查意识、呼吸、脉搏及处理严重出血。

（2）夹板的长度应能将骨折处的上下关节一同加以固定。

（3）骨断端暴露，不要拉动，不要送回伤口内，开放性骨折伤口不要冲洗，不要涂药。

（4）暴露肢体末端以便观察血运。

（5）固定伤肢后，如有可能应将伤肢抬高。

（6）如现场对生命安全有威胁要移至安全地方再固定。

3. 患者开放性骨折时应如何正确处理？

答：（1）用敷料覆盖外露骨及伤口，保持伤口清洁，禁止用水冲洗或药物。

（2）在伤口周围放置环行衬垫，绷带包扎固定。

（3）夹板固定骨折，肢体如有畸形，可按畸形位置固定。

（4）如出血多需要先上止血带。

（5）不要将外露骨还纳，以免污染伤口深部，造成血管、神经的再损伤。

（6）临时固定的作用只是制动，严禁当场整复。

任务四　伤员搬运术

【目的】

1. 使患者脱离危险区，实施现场救护。
2. 尽快使患者获得专业治疗。
3. 减轻疼痛，防止损伤加重。
4. 最大限度地挽救生命，减轻伤残。

【准备】

1. 救护员准备　戴上医用手套或用几层纱布、干净的毛巾、手帕、塑料袋等替代。

2. 患者准备　讲解搬运的目的、方法、注意事项及配合要点，减轻其紧张感，采取患者舒适体位。

3. 用物准备　包扎搬运用具（纱布、棉垫、三角巾和绷带，夹板、脊柱板、颈托等）。

4. 环境准备　环境安全，光线适宜。

【应用】

1. 步骤　见表12－4。

表12－4　现场搬运操作步骤

操作步骤	操作方法	沟通
评估	·检查意识、气道、呼吸、脉搏，评估患者损伤部位与病情严重程度，决定搬运方法，必要时寻求其他救护人员的帮助	·您好，我是救护员，不要着急，现在我送您去医院，我会尽量轻一点的，有什么不舒服请及时告诉我。请您配合好吗？（好的）
搬运	· ·脊柱损伤患者搬运： ·嘱患者不要晃动头部；1号救护员跪立于伤者头顶部，双手掌抱于头部两侧轴向牵引，使头与脊柱在同一条直线上；2号救护员上颈托或自制简易颈托；2、3、4号救护员跪立于患者的同一侧（一般为右侧），分别在伤者的肩背部、腰臀部、膝踝部，双手掌平伸到伤者对侧；四人均单膝跪地，听到1号救护员的口令后同时用力，保持脊柱的中立位，平稳将伤者抬起，然后放在脊柱板或硬质担架上；无颈托者，颈部两侧可用沙袋或衣物固定，头部固定器或布带固定头部，6~8条固定带将伤者身体固定在脊柱板或硬质担架上；2~4人搬运担架，抬担架时患者脚朝前，头在后，救护员听口令，要求步调一致	·请您头部不要晃动好吗？好，放松一点。（好的）我先帮您用这个颈托固定一下颈部，这样太紧吗？（刚好）现在把手放在腹部，请您不要动，我们把您抬到担架上。（好的）
评价	·搬运是否平稳、安全、节力	
观察	·观察神志、面色、远端肢体颜色以及有无其他不适	·现在感觉怎么样？（好多了，谢谢）我们这就把您送到医院去，如果您有任何不适，请及时告诉我们。（好的，谢谢）
整理记录	·整理用物，做好记录	

2. 注意事项

（1）搬运要平稳，避免强拉硬拽，防止损伤加重。

（2）特别要保持脊柱中立位，防止脊髓损伤。

（3）疑有脊柱骨折时，禁忌一人抬肩、一人抱腿的错误搬运方法。

（4）转运途中要密切观察患者的呼吸、脉搏变化，并随时调整止血带和固定松紧度，防止皮肤压伤和缺血坏死。

（5）要将患者妥善固定担架上，防止头颈部扭动和过度颠簸。

【知识拓展】

1. 现场搬运时应遵循什么原则？

答：（1）迅速观察受伤现场并判断伤情。

（2）做好患者现场的救护，先救命后治伤。

（3）先止血、包扎、固定后再搬运。

（4）患者体位要适宜、舒服。

（5）不要无目的地移动患者。

（6）保持脊柱及肢体在一条轴线上，防止损伤加重。

（7）动作要轻巧、迅速，避免不必要的震动。

（8）注意伤情变化，并及时处理。

2. 担架有哪些类型？

答：（1）折叠楼梯担架　便于在狭窄的走廊、曲折的楼梯等处的搬运。

（2）折叠铲式担架　为医用专业担架，担架双侧均可打开，将患者铲入担架，常用于脊柱损伤患者的现场搬运。

（3）真空固定垫　可以自动（或打气）撑开，并根据患者的身体形状将其固定在垫中，再用担架搬运。

（4）漂浮式吊篮担架　海上救护，将患者固定于担架内保证头部完全露出水面。

（5）脊柱固定板。

（6）帆布担架　适用于内科系列的患者，对怀疑有脊柱损伤的患者禁用。

（7）用木板、毛毯、绳索、衣物等自制的简易担架。

3. 现场搬运操作要点有哪些？

答：（1）根据患者的伤情轻重和特点采取搀扶、背负、双人搬运、三人搬运或四人搬运等不同的搬运方法。

（2）怀疑有脊柱、骨盆、双下肢骨折时不能让患者试行站立。

（3）疑有肋骨骨折的患者不能采取背运的方法。

（4）伤势较重、昏迷、内脏损伤及脊柱、骨盆、双下肢骨折的患者应采用担架搬运。

（5）现场如无担架，制作简单担架，并注意禁忌范围。

（6）搬运过程中应严密观察病情变化。

（薛　梅）

项目十三

泌尿系统疾病患者护理技术应用

【情景】

患者王某，53岁，两天前行经尿道前列腺切除术，今日为术后第二天，保留导尿管，上午下床活动后出现淡红色血尿并伴有膀胱刺激征。

【护理任务】

立即遵医嘱行膀胱冲洗。

膀胱冲洗技术

【目的】

1. 对留置导尿的患者，保持其尿液引流通畅，预防感染的发生。
2. 泌尿外科手术前准备和术后护理，如清除膀胱内血凝块、黏液、细菌等异物。
3. 治疗某些膀胱疾病，如膀胱炎、膀胱肿瘤等。

【准备】

1. 护士准备 衣帽整洁，六步洗手，戴口罩。

2. 患者准备 向患者解释理解膀胱冲洗的目的、操作过程和配合要点。

3. 用物准备

（1）治疗盘内 无菌膀胱冲洗子装置一套（“Y”形管），75%乙醇棉球若干，止血钳、镊子、治疗碗。

（2）冲洗溶液 无菌等渗盐水、0.02%呋喃西林溶液、3%硼酸溶液、0.1%新霉素溶液等。温度为38～40 ℃，剂量为500～1000 ml，或遵医嘱备药。

（3）其他 输液架、便器及便器巾。

4. 环境准备 安静整洁，病室光线充足，温湿度适宜；关闭门窗，应用屏风或挂帘遮挡。

【应用】

1. 步骤 见表13－1。

表13－1 膀胱冲洗技术操作步骤

操作步骤	操作方法	沟通
核对解释	·核对床号、姓名 ·向患者或家属解释	·您好，请问您叫什么名字？（我叫＊＊＊）＊室＊床＊＊＊，我是您的责任护士＊＊，由于您前列腺手术后，遵医嘱为您进行膀胱冲洗，以清除膀胱内的淤血等，您认为这个时间可以吗？（可以）请您配合

续表

操作步骤	操作方法	沟通
挂冲洗瓶	·打开膀胱冲洗装置，常规消毒，将针头插入瓶塞，倒挂冲洗液瓶于输液架上，液面距床面约 60 cm ·排气后夹闭冲洗管	
消毒连接	·检查留置导尿管的固定情况，分离导尿管和集尿袋 ·分别消毒导尿管口和引流管接头 ·将导尿管和引流管分别连接至膀胱冲洗装置（“Y”形管）	
排空膀胱	·打开引流管，排空膀胱	·排空膀胱
冲洗膀胱	·关闭引流管，开放冲洗管 ·调节速度，一般 60～80 滴/分 ·待滴入溶液 200 ml，关闭冲洗管，开放引流管，将冲洗溶液全部引出后，再关闭引流管 ·如此反复，冲洗过程中，注意观察患者的反应	·现在为您冲洗膀胱，若不舒服请告知我
冲洗完毕	·冲洗完毕，取下冲洗管 ·消毒导尿管和引流管接头并连接 ·清洁外阴 ·固定导尿管	
整理记录	·清理用物，整理床单位，协助患者取舒适卧位 ·洗手，记录冲洗溶液的名称、剂量、引流液的性状和患者反应	·谢谢您的配合 ·洗手，记录

2. 注意事项

（1）严格执行无菌操作原则，防止交叉感染。

（2）冲洗速度不宜过快，以防产生强烈的尿意，膀胱收缩，迫使冲洗液溢出尿道外。

（3）冲洗过程中密切观察患者反应，如流出量少于注入量，应考虑是否有血块或沉积物阻塞，可增加冲洗次数或更换导尿管；如患者感觉不适，应立即停止冲洗，打开引流管，引流出冲洗液，休息片刻后，酌情冲洗；如患者感觉到腹痛或引流出血性液体，应立即停止冲洗，通知医生处理。

（4）“Y”形管应低于耻骨联合，以便引流彻底。若需持续引流，冲洗管和引流管每 24 小时更换一次。

（5）如需注入治疗药物，必须在膀胱内保留 30 分钟。

【知识拓展】

1. 膀胱冲洗液的温度为多少？为何温度不能过低？

答：温度在 36 ℃左右为宜。其温度不能过低，以防膀胱痉挛。但存在膀胱内出血时应用冷冲洗液。

2. 膀胱冲洗液能用于神经源性膀胱患者治疗吗？

答：可以，它运用热胀冷缩的原理将膀胱冲洗液加温和冷藏，对脊髓损伤不能自主排尿的患者运用冷热交替膀胱冲洗的康复方法，有利于神经源性膀胱患者膀胱功能的恢复。

（薛　梅）

第三篇

知识链接

项目十四

临床思维训练相关知识链接

任务一　护理程序概述

【概念】

护理程序（nursing process）是指导护理人员以满足护理对象的身心需要，恢复或增进护理对象的健康为目标，运用系统方法实施计划性、连续性、全面整体护理的一种理论与实践模式。

在护理程序中，主要包含人、环境、健康、护理这四个基本概念，护理程序建立在这四个基本概念之上。在不同的护理模式（理论）中，这四个基本概念的含义、注解并不一致，表现在护理程序执行上的一些差别。

人是由身体、心理、社会等方面组成的整体的人；人有基本的需要和各发育成长阶段的需要，并与环境相互作用以求适应；人是护理在社会和环境中的服务对象。环境分内环境（包括生理环境和心理环境）和外环境（包括社会环境和自然环境）。人可适应环境，也可改造环境，同时又受环境影响，护理可以创造一个适于人恢复或保持健康的环境。健康是人对环境的一种积极反应，是指一个人达到身体上、心理上、社会上完满状态。健康与疾病是相互关联的一个连续体，人经常在此连续体内变动，护理即保持人的身心、社会等方面处在最佳的和谐状态，并可促进人的健康。护理贯穿于人的生命全过程，护理工作重点是帮助患者对疾病做出积极的反应。护士要应用护理程序与交流技巧帮助患者与环境保持平衡，以达到最佳健康状况。护士通过照料患者，促使其达到自理；护士还要预防疾病，维护健康。

【步骤】

护理程序一般可分为五个步骤，即评估、诊断、计划、实施和评价。

任务二　护理评估

【概念】

评估是有计划、有目的、有系统地收集患者资料的过程。根据收集到的资料信息，对护理对象和相关事物做出大概推断，从而为护理活动提供基本依据。评估是整个护理程序的基础。同时也是护理程序中最为关键的步骤。如果估计不正确，将导致护理诊断和计划的错误以及预期目标失败。

【目的】

为分析、判断和正确做出护理诊断或护理问题提供依据；建立患者健康状况的基本资料；为护理科研积累资料。

【内容】

护士收集资料的内容应该与护理有关，并且尽可能不与其他专业人员重复收集相同的资料。根据人的基本需要层次论的理论观点，评估内容应包括生理的、心理的、社会文化的、发展的及精神的诸方面的资料，从整体护理观点出发，全面考虑生命过程中这五大方面的资料，从而更好地确认患者的能力及限制，以帮助其达到最佳健康状况。收集资料时一般可从下面 14 个方面进行。

1. 一般情况　包括患者的年龄、职业、单位、职务、民族、文化程度、宗教信仰、住址、家庭成员、患者在家庭中的地位和作用等。

2. 精神情感状况　患者对疾病和健康的认识，精神及情绪状态，人格类型，感知和辨认能力，患者对压力的反应，对自己目前状况的看法和自我形象概念等。

3. 生殖系统　性功能的状况及有无改变，女患者要询问月经史、分娩史、计划生育情况。

4. 环境状况　患者有无安全感，并根据患者的年龄和精神状况分析是否需要安全保护措施如床栏；是否有交叉感染的环境因素。

5. 感觉状况

（1）视觉　有无视力障碍，甚至失明、复视和幻视等。

（2）听觉　有无听力障碍、失聪，能否听清楚一般说话的声音，是单耳还是双耳有问题，有无耳鸣、幻听等。

（3）嗅觉　是否有与众不同的嗅觉。

（4）触觉　对各种疼痛、刺激以及触摸的感觉等。

（5）味觉　是否齐全，最简单、最基本的味觉是否存在。

6. 运动神经状况　行动是否方便、有无受到限制，对日常和剧烈活动的承受能力，关节有无畸形，肌肉有无萎缩，走路的方式是否需要借助拐杖、轮椅等。

7. 营养状况　患者肥胖还是消瘦，有无体重增加或减轻，饮食习惯，有无偏食，喜欢吃什么，胃肠道有无手术史，检查或服药对食欲有无影响。

8. 排泄状况　平时的排便习惯与规律，目前有无改变，引起改变的可能原因，哪些方法有助于正常排泄，最近有无其他特殊问题，如大、小便失禁、便秘、腹泻等。

9. 水、电解质平衡状况　正常摄入及排泄情况，有无特殊方面的问题影响正常摄入，有无多饮或不饮等。

10. 循环状况　脉搏的速率、强弱、节律，心音是否正常，心律与脉律是否一致，血压是否正常，观察指甲、皮肤以了解末梢循环。

11. 呼吸状况　呼吸频率、节律、呼吸音，体位对呼吸的影响，有无吸烟史，吸烟多长时间，每天吸多少。

12. 体温状况　患者对体温的主诉，测量体温以了解基础体温，患者出汗的时间和方式，有无盗汗。

13. 皮肤状况 皮肤的颜色、弹性、完整性，有无出血点和瘀斑。

14. 舒适和休息状况 不舒适的原因，哪些措施可使患者感到舒适，患者睡眠是否足够，借用何种方法可以帮助睡眠。

【方法】

1. 系统地观察 通过使用视、听、嗅、味、触等感觉来取得患者的资料，观察是进行科学工作的基本方法，护士与患者的初次见面就是观察的开始。如患者的外貌、步态、精神状况、反应情况等，而患者住院期间，护理人员的评估及实施措施后效果的评估都依赖于系统的、连续的、细致的观察。因此，护士要有敏锐的观察力，善于捕捉患者的每一个细微的变化，从中选择性地收集与患者健康问题有关的资料。

2. 交谈 一种特别的人际沟通方式，通过与患者或其家属、朋友的交谈来获取护理诊断所需要的资料信息。交谈可分为正式交谈和非正式交谈。正式交谈是指预先通知患者，有目的、有计划地交谈。例如入院后询问病史，就是按照预先确定的项目和内容收集资料。非正式交谈是指护士在日常的查房、治疗、护理过程中与患者之间的交谈，此时患者感到很自然、轻松，可能认为是一种闲聊，但是护士能从这样的交谈中收集到患者较为真实的资料。交谈时应根据患者的不同的年龄、职业、文化程度等运用不同的沟通方式。

3. 护理体检 在掌握望、触、叩、听、嗅等体检技巧的基础上，运用这些体检技巧进行体格检查，收集与护理有关的生理资料，而与病理生理学的诊断有关的体检应由医师去做。

4. 查阅资料 包括患者的病历、各种护理记录以及有关文献等。

【分析、整理资料】

将收集记录到的资料按照 Fay Abdellah 的 21 个问题分类，或按 Marjory Gordon 的 11 个型态分类，但比较常用的是按 Abramham Maslow 的五个基本层次需要来整理分类，然后做出如下推论。

1. 无明显健康问题的项目，应为患者提供保持和促进健康的方法。
2. 发现问题的项目，包括现存的和潜在的。
3. 合作性问题必须通过医疗、护理及相关人员的合作来解决。

任务三　护理诊断

【概念】

护理诊断是关于个人、家庭或社区对现存的或潜在的健康问题以及生命过程的反应的一种临床判断，这些健康问题的反应属于护理职责范畴，可以用护理的方法来解决，是护士为达到预期结果选择护理措施的基础，这些结果是应由护士负责的。包括以下内容。

1. 现有的 护理对象此时此刻正在经历的健康问题的反映。

2. 潜在的 危险因素存在，如不加以处理就会发生的健康问题的反映。

3. 可能的 可疑因素存在，但线索不足，需进一步收集资料以便排除或确认的暂定的护理诊断。

4. 健康的 个人、家庭和社区从特定的健康水平向更高的健康水平发展的护理诊断。

5. 综合征　由特定的情景或事件而引起的一组现有的或有危险的护理诊断。

【陈述方式】

完整的护理诊断的陈述包括三部分，即健康问题（problem）、病因（etiology）、症状和体征（symptoms or signs），故又称 PES 公式。但目前趋势是将护理诊断简化为两部分，即问题加原因（PE）或症状加原因（SE）；还有一部分陈述（P）。

1. 三部分陈述　多用于现存的护理诊断，即护理问题，症状或体征及相关因素三者齐全。

2. 二部分陈述　多用于潜在的护理诊断。

3. 一部分陈述　不存在相关因素，常用于健康的护理诊断，如母乳喂养有效。

【注意事项】

1. 护理诊断与医疗诊断的区别

医疗诊断是用一个名称说明一种疾病、一组症状体征的病理变化，以便指导治疗。而护理诊断则是叙述患者由于病理状态所引起的人的行为反应，其目的是为了制订、实施护理计划以解决患者现存的或潜在的健康问题。

2. 书写护理诊断应注意的问题

（1）所列护理问题明确并简单易懂。

（2）一个诊断针对一个问题。

（3）必须有明确的主、客观资料作为依据。

（4）原因部分必须明确。

（5）确定的问题需要用护理的措施来解决。

（6）在书写原因时，不能有引起法律纠纷的陈述。

【临床常用的护理诊断】

1. 知识缺乏（特定的）　个体缺乏与某种特定内容有关的认知方面的知识。

（1）诊断依据　①主诉缺乏有关知识和技能，并寻求信息；②表现出对目前健康状态有不正确的认识和感受；③没有正确地执行医生的医嘱、医护人员的要求和指导；④不能正确地对待各项检查、化验结果；⑤表现出因缺乏知识而引起的心理反应，如焦虑、不安、抑郁、冷漠、愤怒、激动、躁狂等。

（2）相关因素　①对医疗护理方面的新理论、新知识、新技能、新方法缺少接触，缺乏信息；②知识水平限制或智能低下，无法理解和接受知识；③学习积极性差，对获取信息缺乏兴趣；④不熟悉获取信息的途径，无法取得信息；⑤文化和语言障碍，影响信息的获取。

2. 疼痛　个体处于严重的痛苦不安和不舒适的状态。

（1）诊断依据　①主诉疼痛不适；②血压和脉搏的变化，呼吸增快或减慢，瞳孔散大，出汗；③呻吟、哭泣、烦躁不安、痛苦面容，求助言行；④防卫性和保护性行为；⑤注意力集中于自我，注意范围变窄（远离社交接触，对时间感知改变，思维过程改变）；⑥肌张力改变。其中①②为必要依据。

（2）相关因素　①生物的、化学的、物理的损伤因素；②心理因素。

3. 焦虑　个体因某种非特异的和不明确的因素而引起的一种模糊的忧虑不适感。

（1）诊断依据 ①紧张、忧郁、无助感、自卑、退缩、缺乏自信、神经质、恐惧、易怒、心神不宁、过度兴奋、容易激动、缺乏主动性；②失眠、坐立不安、手抖、面部紧张、声音发颤、心率加快、血压升高、出汗、瞳孔散大；③注意力不集中，对外界事物不关心，思维紊乱、健忘、集中注意自己、警惕性增强。

（2）相关因素 ①有关生命的各种因素（食物、空气、睡眠、休息、性、排泄等）的冲突；②自我概念的威胁（社会地位、事业、财物、道德伦理等）；③健康的威胁；④死亡的威胁；⑤亲朋好友离别、失去的威胁；⑥环境、人际关系的威胁；⑦安全的威胁；⑧需要未得到满足。

4. 活动无耐力 个体在进行必需的或希望的日常活动时，处于生理上或心理上耐受能力降低的状态。

（1）诊断依据 ①主诉疲乏或软弱无力；②活动后有异常的反应，如心率或血压变化、呼吸困难、发绀、面色苍白、出汗、心电图示心肌缺血或心律失常。

（2）相关因素 ①供氧障碍性疾病，如心、肺疾病、贫血；②慢性消耗性疾病；③长期卧床；④工作、生活负荷过重；⑤药物影响。

5. 有感染的危险 个体处于易受病原体侵犯的危险状态。

（1）诊断依据 有下述危险因素存在：①第一道防线不完善，如皮肤损害、组织损伤、体液失衡、纤毛运动减弱、肠蠕动异常；②第二道防线不完善，如炎症反应受抑制、白细胞减少、红细胞减少；③免疫抑制、免疫缺陷、获得性免疫缺陷；④营养不良；⑤慢性疾病；⑥创伤性检查或治疗；⑦药物因素；⑧预防知识缺乏。

（2）相关因素 同诊断中危险因素。

6. 恐惧 一种被证实与有明确来源的危险刺激的恐惧感。

（1）诊断依据 ①明确的恐惧对象；②惧怕、忧虑和不安的感觉；③逃避或失去控制行为的能力；④攻击行为、退缩行为、强迫行为；⑤心跳加快、血压升高、呼吸急促、皮肤潮红或苍白、出汗、瞳孔散大、大小便次数增多或失禁、晕厥等。

（2）相关因素 ①躯体部分残缺或失去功能；②疾病晚期或濒临死亡；③环境因素；④心理因素。

7. 生活自理缺陷 个体处于自己进行或完成沐浴或卫生活动的能力受损的状态。

（1）诊断依据 ①不能清洗身体或身体的一些部分；②不能得到水；③不能调节温度和水的流量。

（2）相关因素 ①活动无耐力，体力和耐受性下降；②神经肌肉受损；③肌肉骨骼受损；④疼痛不适；⑤感知或认知受损；⑥严重焦虑、抑郁。

8. 营养失调 个体处于营养物质的摄入量超过机体代谢需要量的状态。

（2）诊断依据 ①体重超过正常的10%，甚者体重超过正常的20%；②三头肌皮肤折叠厚度，男性超过15 mm、女性超过25 mm；③不健康的生活方式；④不良的饮食习惯，如喜爱吃零食、在进行其他活动时进食、集中在晚上进食等；⑤受外界因素影响而出现进食反应，如社交场合；⑥因非饥饿的内在因素反应而进食，如焦虑、孤独时。

（3）相关因素 ①缺乏基本的营养知识；②不良的饮食习惯；③饱餐的习惯；④将进食作为应对机制；⑤活动量少；⑥代谢紊乱；⑦药物的不良反应是食欲亢进。

9. 营养失调 个体处于摄入的营养物质不足以满足机体需要量的状态。

（1）诊断依据　①体重较正常下降20%或更多；②每日摄入营养量低于每日需要量；③个体有引起摄入不足的因素存在，如吞咽和咀嚼能力下降、厌食、味觉障碍、口腔炎症、溃疡、腹痛、腹胀、腹泻；④个体有营养缺乏表现，如眼结合膜和黏膜苍白，肌张力减弱，头发脱落，血管脆性增加等。

（2）相关因素　①摄入食物困难；②消化食物困难；③营养物质吸收障碍；④代谢需要量增多；⑤不能获得充足的食物；⑥厌食或食欲减退；⑦缺乏饮食知识；⑧节食减肥过度；⑨呕吐、腹泻；⑩异食癖。

10. 体温过高　个体的体温高于正常体温范围的状态。

（1）诊断依据　①体温高于正常范围；②皮肤温热、发红；③心率增快、呼吸增快；④痉挛或惊厥。

（2）相关因素　①暴露在热的环境中；②剧烈活动；③药物或麻醉；④衣着不当；⑤代谢率增高；⑥疾病或外伤；⑦脱水；⑧出汗能力减低或丧失。

11. 清理呼吸道无效　个体处于不能清理呼吸道中的分泌物和阻塞物以维持呼吸道通畅的状态。

（1）诊断依据　①咳嗽无效或不咳嗽；②无力排出呼吸道分泌物；③肺部有啰音或痰鸣音；④呼吸频率、深度异常；⑤发绀。

（2）相关因素　①呼吸道感染，分泌物多而黏稠；②支气管阻塞，如平滑肌痉挛、误吸异物、肿瘤；③疼痛惧怕咳嗽；④体质虚弱、疲乏而无力咳嗽；⑤神经系统疾病致咳嗽反射减弱；⑥药物（镇静剂、麻醉剂）影响抑制咳嗽反射；⑦感知或认知障碍。

12. 睡眠型态紊乱　个体因睡眠时间和（或）睡眠质量发生改变，而引起了不适或干扰了期望的生活方式。

（1）诊断依据　①难以入眠和（或）难以维持睡眠状态（早睡、睡眠中断）；②主诉感到没有休息好；③有行为表现，如易怒、不安、倦怠、无精打采、经常打呵欠、定向力差；④有体征出现，如眼有黑圈、眼睑下垂、面无表情等。

（2）相关因素　①疾病因素，如心肺疾病致供氧不足、神经衰弱等；②心理应激；③工作、生活、学习负荷过重；④环境改变；⑤焦虑、恐惧。

13. 气体交换受损　个体处于在肺泡和肺毛细血管之间的氧和二氧化碳交换减少的状态。

（1）诊断依据　①呼吸困难，呈端坐呼吸、三点式呼吸（坐位、两手放在膝盖上、上身向前弯曲）、吹气样呼吸；②低氧血症，高碳酸血症，血氧饱和度降低；③缺氧表现，如疲乏无力、精神不振、嗜睡、烦躁不安、头痛、失眠、心悸、尿少、蛋白尿、血尿素氮增高、血肌酐增高、发绀、意识障碍等。

（2）相关因素　①肺部感染引起呼吸道分泌物多而黏稠，影响通气；②呼吸道机械性梗阻；③肺部病变广泛使有效肺组织减少；④肺弹性降低；⑤肺表面活性物质减少；⑥血红蛋白变性，携氧能力降低；⑦供氧不足。

14. 有皮肤完整性受损的危险　个体的皮肤处于受损害的危险状态。

（1）诊断依据　有下述危险因素存在：①环境温度过高或过低、环境潮湿；②机械因素；③化学因素；④放射治疗；⑤感觉障碍；⑥躯体活动障碍；⑦免疫因素；⑧大小便失禁；⑨营养不良，消瘦或肥胖、年龄因素；⑩血液循环不良。

（2）相关因素　同诊断依据中的危险因素。

15. 便秘　个体处于正常排便习惯发生改变的状态，其特征为排便次数减少和（或）排出干、硬的粪便。

（1）诊断依据　①每周排便次数少于3次；②排出干硬成型的粪便；③排便时费力；④肠蠕动减弱；⑤直肠有压迫感、饱满感；⑥腹部可触及硬块；⑦肛诊可触及粪块；⑧其他，如食欲减退、腹痛、背痛、头痛、日常生活受干扰、使用缓泻剂。

（2）相关因素　①液体摄入量不足；②饮食中缺乏粗纤维；③活动量少；④日常生活规律改变；⑤药物影响（滥用缓泻剂或药物副作用）；⑥害怕排便时疼痛（痔、肛裂）；⑦妊娠；⑧神经性疾病致感觉运动障碍；⑨代谢障碍；⑩应激事件致情绪不稳定。

16. 躯体移动障碍　个体处于独立移动躯体的能力受限的状态。

（1）诊断依据　①不能有目的地在环境内移动，包括床上活动、移动和行走；②移动受到强制性约束，如医嘱限制活动，因牵引或石膏固定而不能移动；③肌肉萎缩或无力或控制能力下降；④活动的范围受限；⑤对试图移动犹豫不决；⑥活动的协调功能障碍。

（2）相关因素　①肌力下降；②疼痛；③感知或认知受损；④神经肌肉受损；⑤肌肉骨骼损伤；⑥严重的抑郁、焦虑。

17. 皮肤完整性受损　个体的皮肤处于受损的状态

（1）诊断依据　①表皮破损；②皮肤各层破损。

（2）相关因素　①疾病因素，如某些风湿性疾病、传染病、心力衰竭、肝肾功能衰竭、出血性疾病、营养不良、肥胖、水肿、脱水、皮肤病等；②化学性损伤，如排泄物、分泌物、药物及其他有害物质；③温度性损伤，如烫伤、烧伤、冻伤；④机械性损伤，如挤压伤、牵拉伤、擦伤、刀割伤；⑤放射性损伤，如接受放射治疗；⑥医疗操作损伤，如手术切口、插管、穿刺等；⑦其他损伤，如虫咬伤、电击伤、日光晒伤等；⑧健康知识缺乏；⑨年龄因素。

18. 有受伤的危险　个体的适应能力和防御能力降低，在与周围环境相互作用时，处于受到损伤的危险状态。

（1）诊断依据　有下述危险因素存在：①适应和调节功能降低，如感觉功能紊乱、效应器功能紊乱、神经功能紊乱；②免疫功能异常；③缺氧、营养不良、贫血；④个体活动能力障碍；⑤环境中有不安全因素存在；⑥缺乏安全防护知识；⑦药物影响；⑧年龄因素。

（2）相关因素　同诊断依据中的危险因素。

任务四　护理计划

制订护理计划是如何解决护理问题的一个决策过程，其目的是为了确认护理对象的护理重点的目标以及护士将要实施的护理措施。

【步骤】

1. 排列护理顺序（确定护理重点）　一个患者可同时有多个护理问题，制订计划时应按其重要性和紧迫性排出主次，一般把威胁最大的问题放在首位，其他的依次排列，这样护士就可根据轻、重、缓、急，有计划地进行工作，通常可按如下顺序排列。

（1）首优问题　会威胁患者生命，需立即行动去解决的问题。如清理呼吸道无效、潜在的暴力行为等。

（2）中优问题　虽不会威胁患者生命，但能导致身体上的不健康或情绪上变化的问题，如活动无耐力、皮肤完整性受损等。

（3）次优问题　人们在应对发展和生活的问题。如营养失调、娱乐能力缺陷等。

2. 制定预期目标　预期目标是指通过护理干预对患者及家属提出的能达到的、可查测量的、能观察到的患者行为目标。预期目标不是护理行为，但能指导护理行为，并在工作结束时作为对效果实行评价时的标准。

（1）预期目标的种类

1）短期目标　一周内患者可达到的目标，适合于病情变化快、住院时间短的患者。

2）长期目标　一周以上甚至数月之久才能实现的目标。

（2）预期目标的陈述

1）主语　患者或患者身体的任何一部分，如不说明即为患者。

2）谓语　患者将要完成的行动，必须用行为动词来说明。

3）行为标准　行动在特定的时间内所要达到的标准。

4）条件状语　患者完成该行为时所处的特定条件。如"在护士协助下床行走每次 50 米，每天 3 次"。

（3）制定目标的注意事项

1）目标是通过护理手段让患者达到的结果，不是护理行动本身。如"患者 3 天内能叙述骨髓移植的目的、意义"，这一目标中主语是患者，目标也是患者要达到的。如果是"让患者了解骨髓移植的目的、意义"，这一陈述主语是护士，目的是要求护士所要达到的标准，因此不属于预期目标。

2）每个目标都应有针对性，即针对护理问题也就是护理诊断，一个护理诊断可制定多个目标，但一个目标不能针对多个护理诊断。

3）目标切实可行，在患者的能力范围之内。

4）目标应在护理技能所能解决范围之内，并要注意医护协作，即与医嘱一致 。

5）目标陈述的行为标准应具体，以便于评价。

3. 制定护理措施　护理措施是护士为患者提供的工作项目及具体实施方法，是为协助患者达到目标而制定的具体活动内容，这些措施可称为护嘱。组成要素有：日期与时间、行为动词、具体内容和方法、制定者签名。

（1）不同护理诊断问题所采取护理措施的侧重点

1）现存的　①制定减少或除去相关因素的措施；②监测患者的功能状态，为治疗及护理提供依据。

2）潜在的　①制定预防性措施，达到杜绝危险状态发生的目的；②监测疾病的发生情况。

3）可能的　需继续收集资料，进行排除或确定。

4）合作性的　监测、鉴别疾病的发生，协助医师处理。

（2）制定护理措施应注意的事项

1）针对性　护理措施是针对护理目标的，一般一个护理目标需采取几项措施。

2）可行性　护理措施要切实可行，要结合患者的心身问题，护理人员的配备及专业技术、理论知识水平和应用能力、现有的医疗设备等情况来制定。

3）安全性　要保证患者的安全，措施的制定一定要以安全为基础。

4）配合性　有些措施需与医师、营养师及患者商量取得合作。

5）科学性　应具有科学依据，基于护理科学及相关学科的理论基础之上。

任务五　护理措施的实施

实施是将计划付诸实现。从理论上讲，实施是在护理计划制订之后，按计划实施，但在实际工作中，特别是遇上危、重患者，往往在计划未制订之前，即已开始实施，然后再补上计划的书写部分。

【方法】

1. 直接提供护理　按计划的内容对所负责的护理对象进行照顾。

2. 协调和计划整体护理的内容　将计划中的各项护理活动分工、落实任务。

3. 指导和咨询　对护理对象及其家属进行教育和咨询，并让他们参与一些护理活动，以发挥其积极性，鼓励他们掌握有关知识，达到自我维护健康的目的。

【内容】

1. 继续收集资料，不断发现新的护理问题，重新评估护理对象，制订新的计划和措施。

2. 按计划的内容和执行护理措施。

3. 口头交班和书面交班报告，24 小时内护理程序的执行是连续的，所以必须有交班，以交流护理活动。

4. 书写护理记录。整体护理方式中护理记录采用 PIO 记录方式，PIO 即由问题（problem）、措施（intervention）、结果（outcome）三词取其英文名称的第一个字母组合而成。

（1）PIO 记录原则　①以护理程序为框架；②反映护理的全过程及动态变化；③内容具体、真实、及时、完整、连贯；④避免与医疗记录重复，但合作性问题一定要记录。

（2）PIO 记录方法　“P”的序号要与护理诊断/问题的序号一致，并写明相关因素，可分别采用 PES、PE、SE 三种记录方式。“I”是指与“P”相对应的已实施的护理措施，即做了什么，记录什么，并非护理计划中针对该问题所提出的全部护理措施的罗列。“O”是指实施护理措施后的结果，可出现两种情况：一种结果是当班问题已解决；另一种结果是当班问题部分解决或未解决，若措施适当，由下一班负责护士继续观察并记录；若措施不适宜，则由下一班负责护士重新修订并制定新的护理措施。

任务六　护理评价

评价是有计划地、系统地将患者的健康现状与预期护理目标进行比较的活动。在护理程序的实施中，评价的重点是患者的健康状况，对此进行评价的责任由责任护士承担，下面将介绍此类评价的内容、基本方法、形式等。

【内容】

评价首先要收集资料，这些资料包括如下方面的内容。

1. 身体外观及功能方面　通过直接观察和检查病历等来了解患者外观和功能的变化情况，并推断这些变化与护理措施的关系。

2. 特殊症状与体征方面　在护理计划中，缓解或消除基本影响患者健康状况的症状和体征常常作为护理目标之一，这些目标达到与否，可以通过直接观察、与患者交谈及检查病历来评价。

3. 知识方面　护理确定了患者在通过健康教育后应获得的特殊知识。评价知识获得情况的范畴包括：患者对疾病的知识、对症状体征自我控制的知识、药物知识、饮食知识、活动和锻炼知识、寻求支持的知识、潜在并发症的知识、应及时报告医务人员的症状体征的知识、预防疾病复发的知识等。与知识有关的护理目标可通过与患者交谈或笔试等方法来评价。

4. 操作技能方面　这一评价常通过直接观察来完成，护士可将所观察到的患者操作情况与目标中描述的行为相比较。要注意的是对于住院患者来说，在教学和评价中所运用的设备必须是患者在家中所能运用的。

5. 心理和情感方面　患者所经历的情感和心理是主观的，通常难以测量。一般是通过患者的行为来间接反映患者的心理和情感。护士通过非正式的交谈、病历讨论、交接班报告、阅读各种观察记录以及直接观察患者的表情、体位、声调、语言信息等，并要重视来自其他医护人员提供的资料。

在收集了有关患者健康状况的资料后，护士应列出实施护理措施后患者出现的反应，并将这些反应与目标相比较，衡量目标达标情况。目标实现程度可分为三种，即目标完全实现、目标部分实现、目标未实现。对目标部分实现或目标未实现的原因要进行探讨和分析，并重审护理计划。重审护理计划时，对已解决的问题，停止采取措施，但应进一步估计患者可能存在的其他问题，拟定下一个目标。问题依然存在，计划的措施适宜，则继续执行原计划。原来认为可能存在的问题，能排除的予以取消。对诊断、目标和措施中不适当的内容加以修改。

【方法】

1. 调查法　如座谈、访谈、问卷等。

2. 对比法　常用自身对比和相互对比。

3. 观察法　通过对患者床边实地观察，记录某些现象和数据，然后进行分析比较，以此评价护理效果。

4. 统计分析法　应用统计学原理处理调查数据，并应用统计学指标进行分析来描述和评价护理效果。

【评价方式】

1. 护理查房　评价护理程序实施效果的最基本、最主要、最经常的护理活动之一。护理查房的形式有很多种，按查房主要内容可分对比性查房、评价性查房、个案护理查房及教学查房等。按查房的护理能级可分为总责任护士查房、护士长查房及护理部查房等。通过护理查房活动，能及时性地评价护理程序的实施效果，促进护理工作的改进，从而提高护理质量。

2. 护理会诊 会诊对象为住院的危重、急诊、大手术后或接受新技术、新疗法、新开展手术的患者，以及病情较为复杂的患者。会诊着重研究如下五个方面的问题：①未能收集到的与患者健康状况有关的资料，如心理状态、发病诱因、疾病的症状和体征等；②未能明确的护理诊断；③不明确的护理目标；④制订护理计划中的困难；⑤实施护理计划中遇到的困难或实施效果不明显。

3. 出院护理病例讨论会 回顾性地对护理程序实施情况进行评价的一种形式。它是在患者出院后对整个护理过程的总体评价。

4. 护理病历质量评价 对责任护士运用护理程序的知识和技能以及责任护士在实施护理程序每一步骤中的行为的正确性进行评价。护理病历在护理中既要及时评价，也要在患者出院后做回顾性评价。实施护理程序，必须建立护理病历质量评价制度。

护理评估和评价贯穿于护理活动的全过程。

任务七 护理病案的书写

护理程序在应用过程中，患者的有关资料、护理诊断、预期目标、护理措施、效果评价，均应以书面形式进行记录，就构成了护理病案，内容如下。

1. 患者入院护理评估单

2. 护理计划单

3. 护理记录单书写时可采用PIO格式进行记录

（1）P（problem） 患者的健康问题。

（2）I（intervention） 针对患者的健康问题所采取的护理措施。

（3）O（outcome） 护理后的效果。

4. 住院患者护理评估单

5. 患者出院护理评估单 包括健康教育和护理小结两部分内容。

（1）健康教育

1）针对所患疾病制订的标准宣教计划。

2）与患者一起讨论有益的或有害的卫生习惯。

3）指导患者主动参与并寻找现存的或潜在的健康问题。

4）出院指导：针对患者现状，提出在生活习惯、饮食、服药、功能锻炼、定期复查等方面的注意事项。

（2）护理小结 患者住院期间，护士进行护理活动的概括性记录，包括护理目标是否达到、护理问题是否解决、护理措施是否落实、护理效果是否满意等。

（曾秀荣）

项目十五

临床技术相关知识

任务一　经外周静脉置入中心静脉导管

【概念】

经外周静脉置入中心静脉导管（peripherally inserted central catheter，PICC）：经上肢贵要静脉、肘正中静脉、头静脉、肱静脉、颈外静脉（新生儿还可通过下肢大隐静脉、头部颞静脉、耳后静脉等）穿刺置管，尖端位于上腔静脉或下腔静脉的导管。

【目的】

1. 建立中长期安全静脉通道。
2. 有效保护外周静脉，预防化学性静脉炎和药物渗漏性损伤。
3. 减少患者反复静脉穿刺的痛苦。

【适应证】

1. 需要长期静脉输液，但外周浅静脉条件差，不易穿刺成功的患者。
2. 需反复输入刺激性或毒性药物治疗，如化疗药物。
3. 长期输入高渗透性或黏稠度较高的药物，如高糖、脂肪乳、氨基酸等。
4. 需要反复输入血液制品的患者，如全血、血浆、血小板等。
5. 23～30 周的早产儿（极低体重儿小于 1.5 kg）。
6. 大面积烧伤患者的治疗。
7. 需要进行家庭静脉治疗的患者。

【禁忌证】

1. 乳腺癌患者行乳房根治术或淋巴结清扫术后的术侧肢体。
2. 锁骨下淋巴结肿大或肿块侧、安装起搏器侧肢体。
3. 患有上腔静脉压迫综合征的患者。
4. 患有严重出血性疾病的患者。
5. 穿刺部位有感染或损伤的患者。
6. 已知或怀疑有全身感染或感染源者。
7. 有血栓史、血管手术史的静脉。

【PICC 静脉选择】

贵要静脉——首选；肘正中——次选；头静脉——第三选择。

【操作方法】

1. 核对确认置管医嘱，查看相关化验报告。

2. 签署 PICC 置管知情同意书。

3. 患者取仰卧位，用皮尺测量患者置管侧的臂围和预置管长度（右侧 45 ~ 48 cm，左侧大约 40 cm），手臂外展与躯干 45° ~90°，对患者需要配合的动作进行指导。

4. 以穿刺点为中心消毒皮肤，直径≥20 cm，铺巾，建立最大化无菌屏障。

5. 用生理盐水预冲导管，检查导管完整性。

6. 在穿刺点上方扎止血带，按需要进行穿刺点局部浸润麻醉、实施静脉穿刺，见回血后降低角度进针少许，固定针芯，送入外套管，退出针芯，将导管均匀缓慢送入至预测量的刻度。

7. 抽回血，确认导管位于静脉内，冲封管后应选择透明或纱布类无菌敷料固定导管，敷料外应注明日期、操作者签名。

8. 穿刺完毕后进行 X 线摄片，确定导管尖端位置在上腔静脉。

9. 记录穿刺静脉、穿刺日期、导管刻度、导管尖端位置等，测量双侧上臂臂围并与置管前对照。

【留置时间】

PICC 材料由特殊聚氨酯制成，有良好的组织相容性和顺应性，导管非常柔软，不宜折断，在体内可留置 6 个月 ~1 年，置管后的患者生活习惯基本不会受到影响。

【置管后的护理】

1. 治疗间歇期间应至少每周维护一次，并完成监测记录。

2. 应每日观察穿刺点及周围皮肤的完整性。

3. 置管后 24 小时内更换 1 次敷料，以后伤口愈合良好，无感染、渗血时，使用无菌透明敷料每 7 日更换一次，无菌纱布敷料应至少每 2 日更换一次。

4. 若穿刺部位发生渗液、渗血时，应及时更换敷料；穿刺部位的敷料发生松动、污染等完整性受损时应立即更换。

5. 每次更换敷料时应严格执行无菌操作。

6. PICC 附加的肝素帽应每 3 天更换一次，无针接头应至少每 7 天更换一次。

【换药物品准备】

宜用 PICC 专用无菌护理包（治疗巾一个、手套 2 副、酒精棉棒、碘伏棒/洗必泰棉棒、透明敷料、免缝胶带）。另备冲、封管（更换无针接头）用物：无菌手套一副、纱布、酒精棉片、生理盐水、10 ml 及以上注射器或一次性专用冲洗装置、无针接头，备测量尺。

【换药维护操作规程】

1. 去除原有敷料，妥善固定导管，以 0°水平拉伸，180°反折去除原有敷料。评估穿刺部位局部情况，有无红肿、渗出，导管有无移位或打折。

2. 清洁皮肤，快速手消毒，戴无菌手套，用 75% 酒精棉棒彻底清洁穿刺点周围皮肤，去除皮脂、皮屑及胶痕。范围：避开穿刺点周围 1 cm 处，以穿刺点为中心，直径≥20 cm，左右至臂缘，顺时针、逆时针交替进行共 3 次，注意固定导管并加强固定翼及延长管清洁。

3. 消毒皮肤，用有效碘伏浓度不低于 0.5% 的碘伏棉棒彻底消毒穿刺点周围皮肤。范围：以穿刺点为中心，直径≥20 cm，左右至臂缘，顺时针、逆时针交替进行共3次。消毒时注意固定导管，并加强固定翼及延长管消毒，消毒剂待干。有条件者可使用2%葡萄糖酸氯己定乙醇溶液（年龄<2个月的婴儿慎用）。脱去手套。

4. 戴无菌手套，用无菌免缝胶带或思乐扣固定导管。以穿刺点为中心、无张力粘贴透明贴膜，覆盖无菌免缝胶带或思乐扣，固定导管连接器或延长管，脱去手套，敷料外注明日期。

5. 操作者填写《PICC监测记录表》，包括维护日期、双侧臂围、体外导管长度、并发症处理等。出院患者导管维护后应由操作者在《PICC维护手册》上记录。

【冲、封管（更换无针接头）操作规程】

1. 操作者查看《PICC监测记录表》，协助患者摆放舒适体位，做好解释，测量肘窝上10 cm处双侧臂围。

2. 快速手消毒，按照无菌原则打开无菌治疗包，建立无菌区域。将注射器、生理盐水或专用冲洗装置、无针接头以无菌技术置于无菌区。

3. 戴无菌手套，在穿刺肢体下铺治疗巾。预冲无针接头排气备用。

4. 持无菌纱布去除无菌接头，使用酒精棉片多方面用力擦拭导管接头横切片及外围至少15秒。

5. 更换无针接头（必要时抽回血确定导管在静脉内，注意不要将回血抽到接头处），以脉冲方式冲入生理盐水并正压封管，脱去手套，快速手消毒。

【输液操作规程（以无针接头为例）】

1. 输液前按照静脉输液原则核对患者及药物信息。

2. 观察穿刺点局部有无感染征象，导管有无突出打折。

3. 使用含有消毒剂的棉片多方面用力擦拭无针接头/接口的横切片及外围至少15秒。

4. 输注液体前宜用生理盐水脉冲式冲洗导管，如果遇到阻力或者抽吸无回血，应进一步确定导管的通畅性。

5. 确定导管通畅后，常规排气后与无针接头紧密连接，调节滴速。输液器应选用螺旋接口。

6. 输液期间应密切观察PICC输液的流速，若发现流速明显降低时应及时查明原因并妥善处理。当怀疑静脉堵塞时，应分析堵塞原因，不应强行推注生理盐水。确定导管堵塞时，应遵医嘱及时处理并记录。

7. 输入化疗药物、氨基酸、脂肪乳等高渗、强刺激药物或输血后应及时冲、封管。

8. PICC封管：输液完毕应用10 ml及以上注射器一次性专用冲洗装置脉冲式正压封管，封管液为生理盐水或0～10 U/ml肝素盐水。

【拔管操作规程】

1. 当PICC导管留置时间达1年、出现导管相关性血流感染征象、出现不能解决的并发症或结束治疗时应立即拔管，必要时通过X线拍片确定导管在静脉内完整性。

2. 拔管前医护人员需向患者及家属告知拔管过程中可能发生的并发症，签署《PICC拔管前风险告知书》后方可进行拔管操作。

3. 拔管前应备止血带，一旦发生导管断裂时，用止血带结扎患者上臂血管后，通知医生做进一步处置。

4. 拔管时协助患者平卧位，充分暴露穿刺部位，铺无菌治疗巾，移除贴膜，戴无菌手套，消毒穿刺部位皮肤，缓慢拔除导管，如感觉有阻力，应停止拔管，热敷 20 ~ 30 分钟后再拔除导管。拔管后检查导管的完整性，用无菌纱布在穿刺点上按压 5 ~ 10 分钟，用透明贴膜严密覆盖 24 小时。

5. 拔除导管后根据情况或疑有导管相关性血流感染时剪取导管末端 5 cm，放置无菌试管内，送细菌培养。

6. 记录拔管时间、导管完整性、拔管后患者状态、拔管后渗出情况，并追踪记录细菌培养结果。

【健康指导】

1. 告知患者穿刺部位出现出血、疼痛、肿胀等不适症状时及时通知医护人员，及时处理。

2. 告知患者穿刺部位保持干燥，可以淋浴，贴膜松动或潮湿时及时通知医护人员，及时处理。

3. 告知患者置管侧手臂可以做适当活动，但避免提过重物品，减少上举动作。

【相关并发症处理原则】

1. 发生静脉炎时，可暂时保留 PICC；及时通知医师，给予对症处理，将患肢抬高、制动，避免受压。必要时，应停止在患肢静脉输液。应观察局部及全身情况的变化并记录。

2. 可疑导管相关性静脉血栓形成时，应抬高患肢并制动，不应热敷、按摩、压迫；立即通知医师对症处理并记录。观察置管侧肢体、肩部、颈部及胸部肿胀、疼痛、皮肤温度及颜色、出血倾向及功能活动情况。

3. 留置期间密切观察，如有导管相关性血流感染征象，可酌情拔管，并按无菌操作剪取导管尖端 5 cm 放置无菌试管内，立即送细菌培养。若疑有导管相关性血流感染，应由导管和对侧肢体静脉采血进行血培养，若培养结果符合导管相关性血流感染诊断标准，应请相关专家会诊，进一步处理。

任务二　血液净化技术

【概念】

血液净化是指利用一定的仪器和设备，将患者血液引出体外，经过一定程序清除体内某些代谢废物或有毒物质，再将血液引回体内的过程。

【主要技术】

血液透析、血液滤过、脉管滤过、血液灌流、置换疗法、腹膜透析。

【血液透析】

血液透析是将患者血液引入透析器中，利用半渗透膜两侧溶质浓度差，经渗透、扩散与超滤作用，达到清除代谢产物及毒性物质，纠正水、电解质平衡紊乱的目的。

1. 方法

（1）动静脉通道的制备及其类型　透析前先建立动静脉通道，将动脉端血液引入透析器，经透析作用，使血液净化，然后将净化了的血液再由静脉端回输体内。

1）动静脉保留插管法　一般选用足背动脉和内踝大隐静脉插管；亦可采用 Seldinger 扩张性导管穿刺股动、静脉。适用于急性药物中毒或急性肾功能衰竭的紧急透析者。

2）动、静脉外瘘　可选用桡动脉及其伴行的头静脉，用两根硅橡胶管分别插入动、静脉的向心端，行皮肤外连接，形成体外分流。适用于急、慢性肾功能衰竭需做长期透析者。

3）动、静脉内瘘　可选用桡动脉及其伴行静脉作近侧或端侧吻合；亦可用钛制轮钉（孔径为 2.0～2.5 mm）行吻合术。吻合两周后，即可在动静脉内瘘处作穿刺，以供血液透析用。适用于长期透析者。

4）锁骨下静脉导管法　将双腔导管插入锁骨下静脉，血经外套管侧孔吸出，流经透析器后，再由内管回输体内。

（2）透析器类型

1）标准平板型透析器　透析面积 1.0 m^2，因体积大，易漏血，漏气。多改用固定式（积层式）小平板器，面积 1.1～1.8 m^2，体积小，已商品化。

2）中空纤维型透析器　体积小，超滤脱水和透析效能高，是目前最常用的一种。

（3）肝素的应用　透析过程需抗凝。抗凝方法则视患者有无出血倾向而定。可选用：①全身肝素化法，为常规方法。透析前 5 分钟，给肝素 0.5～0.8 mg/kg，静脉注射；透析开始后每小时追加肝素 10 mg；透析结束前 1 小时停用肝素。②局部（体外）肝素化法。用肝素泵将肝素以 0.25 mg/min 的速率持续注入动脉管道，同时在静脉管道将鱼精蛋白以 0.25 mg/分的速率注入，以中和肝素。透析结束后 3 小时静脉注射鱼精蛋白 30～50 mg，以防肝素反跳。③边缘肝素化法。首次肝素剂量为 0.5～0.7 mg/kg，以后每小时补给肝素 5～7 mg，保持透析器内血液凝血时间在 30 分钟左右，透析结束前 10 分钟停用肝素。

（4）透析液组成　可根据病情选用Ⅰ或Ⅱ号透析液。

1）Ⅰ号透析液配方　每升含氯化钠 6.6 g，氯化钾 0.3 g，氯化钙 0.185 g，氯化镁 0.1 g，碳酸氢钠 2.5 g，葡萄糖 2.2 g，渗透压 314 mOsm/L。

2）Ⅱ号透析配方　每升含氯化钠 6.0 g，氯化钾 0.3 g，氯化钙 0.185 g，氯化镁 0.1 g，醋酸钠 4.48 g，葡萄糖 2.2 g，渗透压 300 mOsm/L。

（5）透析中的监护　在每次透析过程中，应记录患者的血压、心率、呼吸和体温。监测透析液流量、温度、负压、导管中血液流量、注意有无漏血、溶血及凝血现象，严防透析导管脱出而引起大出血。

2. 病症处理

（1）透析失衡综合征　常见的并发症，多见于初次透析、快速透析或透析结束后不久发生。表现为焦虑、烦躁、头痛、恶心、呕吐，有时血压升高；中度者尚有肌阵挛、震颤、定向障碍、嗜睡；重度者可有癫痫样大发作、昏迷，甚至死亡。预防措施：首次透析时间不宜超过 4 小时，透析液中钠浓度不宜过低，超滤脱水不宜过快。出现症状时，轻者给静脉注射 50% 葡萄糖液 50～100 ml，肌内注射异丙嗪 25 mg；重者应给甘露醇或白蛋白等，减低透析器中负压及流量。

（2）发热　透析早期发热，多由于透析系统冲洗不净，致热原存在或预充血液快速进入体内产生输血反应所致；如透析后体温持续上升多提示感染，应寻找发热原因，并做相应处理。

（3）心血管并发症　如低血压、高血压、心脏进行性张大、心力衰竭、心包炎、心律不齐等。

（4）贫血　尿毒症原已有不易纠正的贫血，加上透析中需反复抽血检查以及透析器中残留血液的丢失，可加重贫血，因此，应减少种种原因导致的失血，补充铁剂、叶酸或适量输血。

（5）透析性骨病。

（6）感染　要防范动静脉瘘、肺部及尿路感染。

3. 适应证

（1）急性肾功能衰竭透析　指征为急性肺水肿，高钾血症。血钾达 6.5 mmol/L 以上；无尿或少尿达 4 天以上；二氧化碳结合力在 15 mmol/L 以下。血尿素氮大于 28.56 mmol/L（80 mg/dl），或每日上升大于 10.7 mmol/L（30 mg/dl）；无尿或少尿 2 日以上，而伴有下列情况之一者：持续呕吐，体液过多，出现奔马律或中心静脉压持续高于正常；烦躁或嗜睡；血肌酐大于 707.2 μmol/L（8 mg/dl）及心电图提示高钾图型者。

（2）慢性肾功能衰竭　一般透析指征为血尿素氮达 36 mmol/L（100 mg/dl）具有明显的尿毒症表现者；血肌酐 707.2 μmol/L（8 mg/dl）以上；内生肌酐清除率 <10 ml/min；合并充血性心力衰竭或有尿毒症性心包炎者；明显的神经系统症状；必须施行较大手术的尿毒症患者，可用血液透析改善全身情况。

（3）急性中毒　能通过透析膜的药物或毒物，如巴比妥类、甲丙氨酯（眠尔通）、安眠酮、副醛、利眠宁、水合氯醛、异烟肼、砷、汞、铜、氯化物、溴化物、氨、内毒素、硼酸、草蕈碱、四氯化碳、三氯乙烯和链霉素、卡那霉素、新霉素、万古霉素、多黏菌素等。上述所致急性中毒均可施行透析治疗。

4. 禁忌证　无绝对禁忌证，但应尽量避免在下列情况下施行透析，以免发生意外：休克或低血压、难于控制的出血、显著的心脏扩大伴心肌严重受损、严重心律失常、未控制的严重糖尿病、脑出血及年龄大于 70 岁者。

【血液滤过】

血液滤过（hemofitrution，HF）是依照肾小球滤过功能而设计的一种模拟装置。血液滤过设备由血液滤过器、血泵、负压吸引装置三部分组成。

1. 方法

（1）建立动静脉血管通道及肝素化法：同血透。

（2）血液滤过器装置：常用有聚丙烯腈膜多层小平板滤过器（如 RP6 滤过器）、聚砜膜空心纤维滤过器（如 Diafilter TM30 Amicon）、聚甲基丙烯酸甲酯膜滤过器（如 Filtryzer B1 型、Gambro MF202 型）等。

（3）将患者的动静脉端分别与血液滤过器动静脉管道连接，依靠血泵和滤过器静脉管道夹子使滤过器血液侧产生 13.33～26.66 kpa（100～200 mmHg）正压，调节负压装置，使负压达到 26.66 kpa，便可获得 60～100 ml/min 滤过液，与此同时补充置换液。如每次要求去除体内 1000 ml 液体，则滤出液总量减去 1000 ml，即为置换液的输入量。

（4）置换液的组成及输入方法：由 Na^+ 140 mmol/L、K^+ 2.0 mmol/L、Ca^{2+} 1.85 mmol/L、Mg^{2+} 0.75～1.0 mmol/L、Cl^- 105～110 mmol/L、乳酸根 33.75 mmol/L 配成。可由滤过器动脉管道内输入（前稀释型）或静脉管道内输入（后稀释型）。

（5）根据患者病情，HF 2～3 次/周，4～5 小时/次。

2. 临床意义

（1）血液滤过对尿素氮、肌酐等小分子物质的清除略逊于血液透析，但对中分子物质的清除，纠正水、电解质及酸中毒，治疗肾衰竭、肺水肿、心包炎、脑水肿却优于血液透析。

（2）可明显改善贫血及甘油三酯血症，易控制高血压。

（3）血液透析与血液滤过联用谓之血液滤过透析，可提高血液净化的效率及缩短透析时间。

（4）大量置换液的输入，易污染而致发热反应及败血症，应注意。

【脉管滤过】

连续性动静脉血液滤过（continuous arteriovenous hemofiltration，CAVH），CAVH 是利用动静脉压正常压力梯度差，连续性地使血液通过小型滤过器，以达到血液滤过的作用。

1. 特点 低滤过率，不需用血液滤过机和补充大量置换液。特别适用于急性肾功能衰竭现场救护。

2. 方法

（1）建立动、静脉通道及肝素化法：同血透。

（2）滤过器：常用的有聚砜膜血液滤过器，聚胺膜血液滤过器等。

（3）将患者的动、静脉端分别与血液滤过器的动、静脉管道相连接，收集超滤液的容器置于病床最低处，使其负压为 392. 15Pa（40 cmH_2O），便可获得滤出液 300～500 ml/h。

【血液灌流】

血液灌流（hemoperfusion，HP）是将患者动脉血引入储有吸附材料的血液灌流装置，通过接触血液使其中的毒物、代谢产物被吸附而净化，然后再回输体内。

1. 方法

（1）建立动、静脉通道及肝素化法：同血透。

（2）血液灌流装置由灌流器、吸附剂、微囊膜组成。用于临床的主要有白蛋白火棉胶包裹活性炭、丙烯酸水凝胶包裹活性炭和醋酸纤维包裹活性炭等。活性炭通常是8～14 目的椰壳炭。

（3）将患者的动、静脉分别与血液灌流装置的动、静脉管道相连接，利用血泵维持血液流速 200 ml/min 左右。每日或隔日一次，每次 2～3 小时，直至临床症状好转。

2. 临床意义 血液灌流能有效去除血液内肌酐、尿酸、中分子物质、酚类、胍类、吲哚、有机酸及多种药物，但不能去除尿素、磷酸盐、水分及电解质，因此治疗尿毒症时，一般应与血液透析或血液滤过联用。

【置换疗法】

血浆置换疗法（plasma exchange therapy，PE）是将患者血液引入血浆交换装置，将分离出的血浆弃去，并补回一定量的血浆，借以清除患者血浆中抗体，激活免疫反应的介质和免疫复合物。

1. 方法

（1）建立血管通道及肝素化法：同血透。

（2）血浆分离装置：多采用醋酸纤维素膜、聚甲基丙烯酸甲酯膜或聚砜膜所制成的空心纤维型分离器。膜面积为0.4～0.6 m^2，孔径0.2～0.6 μm，最大截流分子量为300道尔顿。

（3）将患者的动、静脉分别与血浆分离器动、静脉管道连接，调整血泵速度与负压，维持血液流速200 ml/min，控制超滤血浆量30～60 ml/min，装置时间为90～120分钟，2次/周，每次超滤血浆总量为4 L左右。从血浆滤过器静脉端回输4%人体白蛋白林格液3.8 L（20%白蛋白400～800 ml，其余为复方氯化钠溶液）。

2. 适应证 ①免疫复合物性肾小球肾炎和抗肾小球基膜肾小球炎，如肺出血－肾炎综合征等；②风湿性疾病和系统性红斑狼疮、结节性动脉周围炎和类风湿性关节炎等；③自身免疫溶血性贫血、溶血性尿毒症综合征和血栓性血小板减少性紫癜等；④重症肌无力、吉兰－巴雷综合征；⑤肝昏迷；⑥毒蕈中毒；⑦重症牛皮癣；⑧肾移植后急性排异反应；⑨高脂血症。

【腹膜透析】

腹膜透析是利用腹膜作为半渗透膜，根据多南膜平衡原理，将配制好的透析液经导管灌入患者的腹膜腔，在腹膜两侧存在溶质的浓度梯度差，高浓度一侧的溶质向低浓度一侧移动（扩散作用）；水分则从低渗一侧向高渗一侧移动（渗透作用）。通过腹腔透析液不断地更换，以达到清除体内代谢产物、毒性物质及纠正水、电解质平衡紊乱的目的。

1. 方法

（1）腹膜透析法选择 ①紧急腹膜透析。短期内做整日持续性透析。多作为急性肾功能衰竭及急性药物中毒的抢救措施。②间歇腹膜透析。每周透析5～7日，每日用透析液6000～10 000 ml，分4～8次输入腹腔内，每次留置1～2小时，每日透析10～12小时。用于慢性肾功能衰竭伴明显体液潴留者。③不卧床持续腹膜透析（CAPD）。每周透析5～7日，每日透析4～5次，每次用透析液1500～2000 ml，输入腹腔，每3～4小时更换1次，夜间1次可留置腹腔内10～12小时。在腹腔灌入透析液后，夹紧输液管，并将原盛透析液袋摺起放入腰间口袋内，放液时取出，置于低处，让透析液从腹腔内通过腹膜透析管流出，然后再换新的腹膜透析液袋。患者在透析时不需卧床，患者可自由活动。④持续循环腹膜透析（CCPD）。系采用计算机程序控制的自动循环腹膜透析机。患者在夜间睡眠时，腹腔内留置的腹膜透析管端与自动循环腹膜透析机连接，用6～8 L透析液持续透析9～10小时，清晨在腹腔内存留2 L透析液，脱离机器，整个白天（10～14小时）不更换透析液，白天患者可自由活动。

（2）腹膜透析管 常用的有单毛套、双毛套及无毛套等三种硅橡胶腹膜透析管。

（3）置管方法 用套管针在脐与趾骨联合线上1/3处穿刺，然后通过套针将透析管送入腹腔直肠膀胱窝中，或手术分层切开腹膜，将腹膜透析管插入直肠膀胱窝中，即可行透析。对慢性肾功能衰竭需做长期腹膜透析者，可在腹壁下做一隧道，并用带毛套的腹膜透析管通过隧道穿出皮肤外，以助固定。

（4）透析液的配方 透析液可临时自行配置或使用商品化透析液。临时透析液配方：5%葡萄糖液500 ml，生理盐水1000 ml，5%碳酸氢钠100 ml，5%氯化钙12 ml，渗透压359.4 mmol/L。

（5）透析注意事项 要严格无菌操作，注意有无伤口渗漏：记录透析液输入及流出量

（若流出量 < 输入量，应暂停透析寻找原因）；观察流出液的色泽及澄清度，并做常规检查，细菌培养及蛋白定量；遇有腹膜炎迹象时要立即采取措施控制。

2. 病症处理

（1）腹膜炎　最重要的并发症，以细菌性腹膜炎多见。感染细菌可来自伤口、手术操作时及透析液污染。如有腹痛、发热、透析液色泽变浊和白细胞数增至 1×10^9/L 透析液内细菌检查阳性（应注意厌氧菌感染）时，可明确诊断。腹膜炎可引起蛋白严重丧失，腹膜粘连、增厚，导致腹膜透析失效，导管堵塞，甚至危及生命。发生腹膜炎时应选用合适的抗生素，如革兰阳性球菌可用甲氧苯青霉素（透析液内浓度 100 mg/L）或头孢菌素（透析液内浓度 50 mg/L；革兰阴性杆菌宜用庆大霉素（透析液内浓度 8mg/L）或妥布霉素（透析液内浓度为 8mg/L）并增加透析次数。一般经数日至 1 周可得到控制。若处理无效，病情日趋严重或有腹腔霉菌感染者，则应考虑拔除透析管，改用其他透析疗法。此外，透析液配方不当或葡萄糖浓度过高亦可引起腹痛，透析液中白细胞数增加，蛋白质增多，色泽变浊，酷似腹膜炎（化学性腹膜炎），但透出液细菌检查阴性，可资鉴别。

（2）腹痛　高渗性透析液、透析液温度过低或过高、腹腔注入液量过多或进入空气过多、透析液 pH 不当、腹腔感染、导管移位刺激等均可引起腹痛。在处理上应去除原因，并可在透析液中加入 1% ~2% 普鲁卡因 3 ~10 ml，无效时酌减透析次数。

（3）透析管引流不畅　原因有导管移位或扭曲，被纤维蛋白、血块或大网膜脂肪阻塞，肠腔或腹腔气体过多，透析后肠粘连，透析管端的小孔有部分露在腹腔内液体表面上，致使虹吸作用消失。可采用变换体位或取半卧位式，按摩腹部，或用盐水、肝素或尿激酶溶液注入透析管内，并留置 30 ~60 分钟；腹胀明显者可给小剂量新斯的明；腹腔内多注入 500 ml 透析液，再取半卧位，以便恢复虹吸作用。如无效，可在严格消毒下，送入硬质透析管内芯，疏通透析管；无法复通者，应重新植入透析管。

（4）水过多或肺水肿　透析早期因患者有明显的氮质血症，如连续用高浓度葡萄糖透析液脱水，此时血浆渗透压往往高于透析液渗透压，一旦改为常规透析液，可招致水潴留，甚至有发生肺水肿的危险。

3. 适应证　同血液透析。

4. 禁忌证

（1）广泛腹膜粘连、腹腔内脏外伤、短期腹部大手术、结肠造瘘或粪瘘、腹壁广泛感染或蜂窝组织炎、腹腔内有弥漫性恶性肿瘤或病变不明者。

（2）膈疝、严重肺部病变伴呼吸困难者。

（3）妊娠。

（曾秀荣）

项目十六

临床各科常见病护理常规

任务一　支气管哮喘护理常规

【病情观察要点】

1. 监测生命体征的变化。
2. 观察患者神智、面容、出汗、发绀、呼吸困难程度等，监测呼吸音、哮喘音的变化。
3. 观察患者哮喘发作的时间及诱发因素。
4. 观察患者咳嗽情况、痰液的性质和量。
5. 观察支气管扩张药、糖皮质激素等药物的疗效及不良反应。

【主要护理问题的护理措施】

1. 气体交换受损

（1）有明确变应原者，尽快脱离变应原，避免诱因。

（2）提供安静、舒适、冷暖适宜的环境；协助患者选择舒适体位，减少体力消耗。

（3）避免进食硬、冷、油煎食物，不易食用鱼、虾、蛋类、牛奶等易过敏食物。

（4）严密观察病情变化，加强对急性发作患者的监护，尤其是夜间和凌晨易发作，及时发现危重症状或并发症。

（5）遵医嘱使用 β_2 受体激动剂、糖皮质激素等药物。

（6）给予鼻导管或面罩吸氧，改善呼吸功能；经药物治疗无效时，做好机械通气准备工作。

2. 清理呼吸道无效

（1）观察病情，补充水分，鼓励患者饮水 2500～3000 ml/d，重症患者应予静脉补液，并纠正水、电解质代谢和酸碱平衡失常。

（2）患者急性发作时医护人员应陪伴患者身边，安慰患者，给予心理支持，使患者避免紧张，保持情绪稳定。

（3）指导并促进患者有效排痰，鼓励咳嗽，协助叩背 3～4 次/天，有助于促进患者排痰，保持呼吸道通畅。

（4）备吸痰设备，必要时吸痰。

3. 知识缺乏

（1）根据患者的文化层次、理解能力、疾病程度、经济状况等提供雾化器的相关学习资料。

（2）医护人员示教雾化器的使用方法，介绍装置的结构。

（3）患者反复练习，医护人员评估患者使用情况，指出不足之处和改正方法，直到患者正确掌握。

（4）指导患者雾化吸入后漱口，减少口咽部雾滴的刺激。

（5）患者学会清洗、保存和更换雾化吸入器等常规方法。

【健康指导】

1. 指导患者认识长期防治哮喘的重要性，解释通过长期、适当、充分的治疗，完全可以有效地控制哮喘发作，使患者建立战胜疾病的信心。

2. 避免哮喘的诱发因素，如室内不种花，不养宠物；不进食引起过敏的食物；保持室内空气流通，空气清新；避免尘埃、刺激性气体的吸入；防止情绪激动等。

3. 指导患者进行哮喘的记录或日记，包括症状、用药等，为疾病预防和治疗提供参考资料。

4. 指导患者坚持长期、正确使用药物，帮助患者学会在急性发作时能简单、及时处理。

5. 教会患者戒烟的方法，宣传吸烟对人体的损害及影响疾病恢复的不利作用。

6. 坚持长期、定期随访保健。

7. 积极参加体育锻炼，尽可能改善肺功能，最大限度地恢复劳动能力。

任务二　慢性阻塞性肺疾病护理常规

【病情观察要点】

1. 观察咳嗽、咳痰和喘息的症状及诱发因素，尤其是痰液的性质和量。

2. 观察患者的面色、口唇、甲床有无缺氧的表现。

3. 观察呼吸困难的发作情况。

4. 监测经皮血氧饱和度和动脉血气分析及电解质的变化。

5. 观察抗生素、止咳祛痰药、解痉平喘药等药物的疗效及不良反应。

【主要护理问题的护理措施】

1. 清理呼吸道无效

（1）评估患者痰液黏稠的程度。

（2）鼓励患者有效的咳嗽，必要时给予吸痰；卧床患者给予定时翻身、拍背、机械辅助吸痰。

（3）为患者讲解排痰的意义，并指导其有效的排痰方法：尽量坐直，缓慢深呼吸，屏住呼吸 3 ~5 秒后慢慢地尽量由口将气体排出，做第二次深呼吸，屏住气，做第二次短而有力的咳嗽，用力地自肺的深部将痰咳出，咳嗽运动后休息。

（4）湿化和雾化呼吸道，保持气道黏膜不因干燥而受损。

（5）遵医嘱给予支气管扩张药，以缓解支气管痉挛。

2. 气体交换受损

（1）评估患者缺氧状况的程度。

（2）观察患者的生命体征，尤其是呼吸频率、节律及适用辅助呼吸机的情况。

（3）监测动脉血气分析值的变化。

（4）促进有效的呼吸，协助端坐位或坐卧位，有利于呼吸；指导患者缩唇腹式呼吸，以促进呼出更多肺内残余气体。

（5）给予持续低流量氧气吸入，流量 1～2 L/min，氧疗期间注意保证有效吸氧，经常检查导管有无堵塞或脱出，并向患者说明氧疗目的，以取得配合。

（6）遵医嘱适当应用舒张支气管的药物，如氨茶碱、β_2 受体激动药，并观察用药后的反应。

3. 睡眠形态紊乱

（1）采取辅助睡眠的措施，如取舒适的体位，给予睡前口服止咳药、热牛奶、睡前泡脚等。

（2）保持病室环境安静、舒适，尽量避免噪声。

（3）患者睡眠期间减少不必要的干扰，保证睡眠时间 7～8 h/d。

（4）尽量安排能共处的患者同室。

（5）改善缺氧状态，给予持续有效的氧气吸入，流量 1～2 L/min。

4. 有感染的危险

（1）鼓励患者有效地咳嗽，避免痰液潴留。

（2）必要时吸痰，注意无菌操作和避免损伤呼吸道黏膜，以免增加感染机会。

（3）观察痰液的颜色、量、气味，以判断有无感染的发生。

（4）监测肺部呼吸音，发现异常及时处理。

（5）注意生命体征变化，尤其是体温的变化，必要时 4～6 小时测体温一次。

（6）保持病室空气清新，温、湿度适宜，通风 2 次/天，防止着凉。

（7）吸烟者劝其戒烟，并宣传吸烟的危害。

（8）遵医嘱使用抗生素。

（9）保持口腔清洁，指导并协助患者口腔护理，坚持餐后和咳嗽后漱口，预防口腔感染，减少呼吸道感染。

【健康指导】

1. 指导患者了解、适应慢性疾病，熟悉疾病及其治疗知识，正确对待疾病，坚持康复治疗。在患者能力范围内，鼓励患者自我护理。

2. 避免诱发因素，避免吸烟和粉尘、刺激性气体的吸入；注意保暖，改善不良的生活方式，有条件改善生活环境。

3. 指导严重低氧血症患者家庭氧疗的目的、方法及注意事项。

4. 叮嘱患者摄入足够的热量及蛋白质，补充适量的水分，避免食用易引起便秘和产气的食物，少量多餐。

5. 指导患者进行体育锻炼和呼吸肌锻炼，增强机体抵抗力。

6. 缩唇腹式呼吸的具体方法：嘱患者取立位或坐位，两手分别放于前胸部和上腹部，用鼻缓慢吸气，吸气时腹肌松弛，胸部手保持原位不动，抑制胸廓运动，腹部手感向上抬起；呼气时将口唇缩小（呈吹口哨样），胸部前倾，腹部内陷，腹部手感下降，尽量将气呼出；吸气和呼气时间比为 1∶2 或 1∶3，尽量深吸慢呼，训练 2 次/天，10～20 分/次，7～8 次/分。

7. 指导患者遵医嘱合理用药，避免滥用药物，如呼吸困难、咳嗽、咳痰等症状明显，应及时就诊。

任务三　慢性肺源性心脏病护理常规

【病情观察要点】

1. 定时监测患者的生命体征和尿量。

2. 评估患者的皮肤状况：下肢、骶尾部及下垂部位有无水肿，有无并发压疮，有无颈静脉怒张等。

3. 急性发作时观察患者呼吸困难的程度，有无发绀及神经精神症状。

4. 用药过程中注意观察利尿药、血管扩张药、洋地黄类、抗生素等药物的疗效及不良反应。

【主要护理问题的护理措施】

1. 气体交换受损

（1）保持病室空气清新，温、湿度适宜（温度 20～22 ℃，湿度 50%～70%）；冬季注意保暖，避免直接吸入冷空气；戒烟。

（2）协助患者取舒适体位，如抬高床头高枕卧位、半坐位、端坐卧位。

（3）给予鼻导管持续低流量吸氧，流量为 1～2 L/min，10～15 h/d，保持输氧装置通畅，每天清洁消毒湿化瓶，更换鼻导管。

（4）指导患者有效的呼吸方法，如缩唇腹式呼吸，以锻炼呼吸肌功能。

（5）根据病情制订有效的锻炼计划，急性期叮嘱患者绝对卧床休息，减少氧消耗；病情允许时，鼓励患者下床活动，增加肺活量。

（6）发生呼吸困难时，要加强巡视，陪伴患者，以减轻其焦虑、紧张情绪。

（7）必要时遵医嘱应用呼吸兴奋药及支气管扩张药，并注意观察药物疗效及不良反应。

2. 清理呼吸道无效

（1）指导并鼓励患者有效地咳嗽、排痰，排痰前协助患者翻身、叩背，必要时给予吸痰。

（2）保持呼吸道的通畅，必要时遵医嘱给予支气管扩张药，缓解支气管痉挛，以利痰液排出。

（3）保持病室空气清新，湿度适宜，定时通风换气。

（4）遵医嘱给予抗生素、止咳、祛痰等药物，注意观察药物的疗效及不良反应。

3. 活动无耐力

（1）评估患者自理能力、活动量及活动后的气促程度，必要时给予心肺功能监护。

（2）心肺功能失代偿期，患者应绝对卧床休息，协助患者取舒适体位，如半卧位和坐位，卧床期间，采取缓慢的重复性活动，保持肌肉的张力。

（3）实施活动计划时以循序渐进、量力而行为原则，一旦出现呼吸困难等不适症状，立即停止活动，卧床休息并给予氧气吸入。

（4）患者外出检查时有医护人员全程陪同。

（5）协助患者满足生活需要，尽量减少体力消耗及活动量。

4. 体液过多

（1）评估和观察患者有无颈静脉怒张、肝大和下肢、骶尾部水肿，有无并发压疮；指导患者衣服宜宽大、柔软，协助定时变换体位，给予睡气垫床。

（2）给予高纤维素、易消化清淡饮食；限制钠盐摄入；避免含糖高的饮食；少食多餐，减少用餐时的疲劳；必要时静脉补充维生素、复方氨基酸、脂肪乳剂等。

（3）遵医嘱使用强心药、利尿药，观察药物的疗效及不良反应。

（4）根据病情严格控制输液量和输液速度，准确记录24小时出入水量。

（5）指导患者每天测量体重并记录。

5. 睡眠形态紊乱

（1）评估患者的睡眠形态，是否需用辅助措施帮助睡眠。

（2）耐心向患者解释病情，减轻心理焦虑和压力；给予心理支持，增强患者战胜疾病的信心。

（3）改善睡眠环境，采取辅助睡眠的措施，患者睡眠期间减少不必要的干扰。

（4）必要时遵医嘱使用药物，以助休息。

6. 潜在并发症——肺性脑病

（1）严密观察并记录生命体征及精神、神志、意识变化，随时监测血氧饱和度和血气分析情况，发现异常及时报告医生并协助抢救。

（2）患者绝对卧床休息，呼吸困难者取半卧位；对有意识障碍者，给予床栏或约束肢体，加以安全保护；必要时专人护理。

（3）给予持续低流量、低浓度吸氧，1～2 L/min，随时观察吸氧效果。

（4）遵医嘱应用呼吸中枢兴奋药，观察药物疗效及不良反应，注意保持呼吸道通畅。

（5）备好抢救药品和器材。

【健康指导】

1. 指导患者了解疾病发生、发展过程及防治原发病的重要性。

2. 鼓励患者树立信心，安心静养，避免情绪激动和紧张，嘱咐家属给予精神和生活上的帮助。

3. 选择富含蛋白质、维生素、清淡易消化的饮食；多汗或服用利尿药时，使用橘子汁、鲜蘑菇等含钾高的食品；有尿少、水肿时，应限制水及食盐的摄入。

4. 去除诱因，坚持家庭氧疗，保持家庭氧疗，保持呼吸道通畅，定期随诊。

5. 适当休息，预防和治疗呼吸道感染，加强体育锻炼和呼吸肌功能锻炼，增强机体抵抗力。

任务四　冠心病护理常规

【病情观察要点】

1. 观察有无发作性胸骨后疼痛，发作先兆及诱因，观察疼痛的性质、持续时间、缓解方式。

2. 观察心电图有无ST段抬高或压低、T波是否倒置或低平、Q波有无异常宽而深的改变，或心肌灌注不足的放射性核素心肌显像表，有无心律失常、心脏增大、心力衰竭的临床表现。

3. 观察患者生命体征以及有无全身症状、胃肠道症状。

4. 了解有无不良生活习惯，如吸烟、饮酒、生活不规律、不健康饮食结构、暴饮暴食等。

【主要护理问题的护理措施】

1. 活动无耐力

（1）疼痛发作时立即遵医嘱给予硝酸甘油片剂含服，吸氧 1～2 ml/min，休息并监测生命体征的变化，直到胸痛缓解。

（2）一般无须卧床休息，鼓励参加适当的体力劳动和体育锻炼，熟悉心绞痛发作的规律和诱因，减少或避免诱因。

（3）心绞痛发作频繁时遵医嘱静脉滴注硝酸甘油，心绞痛严重时遵医嘱肌内注射吗啡。

（4）心绞痛发作时就地休息，并给予心理支持。

2. 焦虑

（1）生活要有规律，保持乐观、愉快的情绪，注意劳逸结合，保证充足的睡眠。

（2）耐心向患者解释病情，进行劝慰、引导，减轻患者顾虑。

3. 知识缺乏

（1）根据患者的身体和心理状态选择适合的健康教育计划。

（2）指导患者和家属体力活动前和活动后休息的重要性。

（3）鼓励患者有规律地进行锻炼。

（4）告诉患者心绞痛发作的机制，告诉患者控制诱发因素及预防性药物应用知识。

4. 潜在并发症——急性心肌梗死

（1）急性期绝对卧床休息（协助进食、大小便等），执行严密的生命体征监护措施。

（2）做好心理护理，解除患者思想顾虑。

（3）遵医嘱给予低盐、低脂、低胆固醇的半流质或流质饮食，戒烟酒。

（4）吸氧（急性期给氧 5～6 ml/min，病情缓解后酌情减至 1～2 ml/min）。

（5）密切观察病情变化，注意生命体征、心率、心绞痛、胸闷、发绀、出汗或并发症，如心源性休克、心律失常、心力衰竭等并做好记录。

（6）注意脑、肺、肾、肢体等血管栓塞等症状的发生。

（7）一般休息 2～3 周后适当活动。

【健康指导】

1. 要求患者以活动后不感到疲惫、胸部不适及气促为限制。

2. 合理选择食谱，应少量多餐，避免暴饮暴食，限制高脂食物，多吃粗纤维食物，保持大便通畅，戒烟、酒及刺激性饮料。

3. 给予患者及家属相关的学习资料。

4. 给患者提供医生所开药物的书面教材。

5. 嘱患者在发病时立即停止活动，就地休息并舌下含服随身携带的硝酸甘油片，观察用药的效果。如果疼痛不能缓解，应及时就医。

6. 随身携带保存在棕色玻璃瓶内的硝酸甘油类似药物，以备急用。注意货期更换。

任务五　急性心肌梗死护理常规

【病情观察要点】

1. 观察患者疼痛的部位、发作时间、发作先兆，疼痛性质、程度、持续时间等症状。含服硝酸甘油是否能缓解，是否存在明显的发作诱因。

2. 观察患者生命体征，有无呼吸困难、胸闷、发绀、出汗、恶心、呕吐，并发症如心源性休克、心律失常、心力衰竭等。24 小时内在心电监护下密切观察心率、心律情况，出现室性心律失常及心室颤动先兆应及时通知医生处理。

3. 询问既往有无心绞痛发作情况，家族中有无类似疾病。

4. 了解肌钙蛋白、心肌酶学、血常规及血监测结果。

5. 用药过程中注意观察扩血管药和抗凝血药的作用和不良反应，如硝酸盐类药有无头痛、血压下降等，抗凝血药有无牙龈出血、便血及皮下淤血或瘀斑等。

【主要护理问题的护理措施】

1. 疼痛——胸痛

（1）卧床休息。疼痛时绝对卧床，协助患者满足一切生活需要，保持环境安静，限制探视，减少干扰，疼痛剧烈时使用吗啡或哌替啶，并陪伴在患者身边，给予心理支持。

（2）给予持续吸氧 2 ~4 ml/min。

（3）持续心电监测，观察有无心律失常，并及时记录。

（4）每 30 分钟巡视病房一次，必要时重症监护，观察患者面色、呼吸、心率及血压的变化。询问疼痛是否减轻。

（5）指导患者采用放松技术，如深呼吸、全身肌肉放松，解释不良情绪会增加心脏负荷和心肌耗氧量，不利于病情的控制，抢救时以有条不紊的方式进行工作，不要表现出紧张、慌乱，以致患者产生不安全感和不信感，避免在患者面前讨论病情。

（6）保持大便通畅，多吃粗纤维食物，遵医嘱适当使用缓泻剂，大便时避免全身用力，指导患者床上排便并提供隐蔽条件。

2. 自理缺陷

（1）急性期绝对卧床休息，协助患者洗漱、进食及大小便和个人卫生等一切生活护理，将呼叫器放在患者手边，听到铃声立即给予答复。

（2）提供患者有关疾病的治疗及预后的确切信息，强调证明效果，以增加患者自我照顾的能力和信心。强调护理治疗的协从性。

（3）在患者恢复过程中，让患者缓慢地进行自理活动，并在活动过程中短暂休息；或协助患者活动，避免劳累。

3. 心排血量减少

（1）尽可能减少或排除增加心脏负荷的原因及诱发因素。

（2）提供一个安静、舒适的环境，限制探视，保证患者充分休息。

（3）根据病情给予适当体位。

（4）床旁备好抢救药品和物品。

（5）输液速度不超过 20～30 滴/分。

（6）指导患者采取放松技术。

（7）潜在并发症——心律失常。

（8）持续心电监测，观察并记录有无心律失常。

（9）嘱患者绝对卧床休息，保持情绪稳定，保持周围环境安静，避免不良刺激。

（10）告诉患者如出现心悸、胸闷、心前区不适或压榨等症状，及时报告医务人员。

（11）备好各类抢救用品及药物。

（12）严格限制液体入量。

（13）做好心理指导及护理，避免情绪波动。

【健康指导】

1. 给予低盐、低脂、清淡、易消化、少渣饮食，少食多餐，避免暴饮暴食，向患者讲解保持大便通畅的重要性。

2. 劝告患者戒烟、酒，禁饮刺激性饮料，出院后坚持口服用药，注意有无牙龈出血，大小便颜色及全身皮肤有无淤点、瘀斑。

3. 指导患者定期复诊，控制血压、血脂、血糖，不适随诊。

4. 向患者宣教应保持情绪稳定，注意休息，避免劳累，保证足够睡眠。

5. 鼓励适当活动，急性期早期应绝对卧床休息，病情稳定且无并发症者，应鼓励患者早期下床活动，避免由于长期卧床导致视力下降、循环血量减少及坠积性肺炎、便秘压疮等并发症的发生，活动过程应循序渐进。

6. 心理指导：帮助患者正确认识疾病，消除患者的恐惧心理，积极面对疾病，树立战胜疾病的信心。

7. 建议患者出院后继续到康复门诊随诊，进行康复治疗，循序渐进地增加活动量，提倡小量、多次活动，适当的间隔休息，患者在上下 2 层楼或步行 2 km 无任何不适时，可以恢复性生活。

任务六　上消化道出血护理常规

【病情观察要点】

1. 观察生命体征、神志、尿量、皮肤色泽、湿度、弹性、腹部体征、四肢水肿等全身情况。

2. 观察呕血和便血的色、量、质。

3. 观察血常规、电解质、大便隐血试验、胃镜等检查结果。

4. 观察抑酸、护胃止血、护肝等药物的作用及不良反应。

5. 患者的心理状态。

【主要护理问题的护理措施】

1. 休息　安静卧床，保温、防止着凉或过热，一般不用热水袋保温，过热可使周围血管扩张，血压下降。避免不必要的搬动，呕血时应立即将患者的头偏向一侧，以免血液呛入气管而造成窒息。

2. 给予精神安慰 解除患者恐惧心理。

3. 输液 立即建立一条静脉通路，同时争取时间尽快用9号针头进行输液。开始输液宜快，一般用0.9%氯化钠、复方乳酸钠、低分子右旋糖酐或其他血浆代用品，同时做好交叉配血试验，准备输血，输血量及速度可依据出血的程度而定。如进行加压输血时，护士应密切守护，严防输血终末空气随之进入血管造成栓塞。

4. 止血措施 按医嘱给止血药，如6－氨基己酸加入10%葡萄糖溶液中经静脉滴入等。食管静脉破裂出血用垂体后叶素时，应稀释后缓慢静脉滴注，速度不宜过快，以防出现副作用（对原发性高血压、冠心病及孕妇忌用）。用三腔管压迫止血时，其护理参见三腔管的应用。

5. 冰盐水洗胃法 用特制有两个口的胃管插入胃内（无特制管可用普通胃管、肝硬化患者用三腔管即可），用50 ml注射器向胃管内缓慢注入0～4 ℃ 0.9%氯化钠溶液，而从另一开口吸引，反复进行灌洗，用水量根据病情而定，一般为1000 ml左右，30分钟使胃内温度下降，起到止血作用。

6. 灌肠 上消化道大量出血后，由于血液中蛋白质的分解产物在肠内被吸收，易引起氮质血症。因此对于上消化道出血患者应按医嘱认真做好灌肠清积血，以减少氮的产生和吸收。

7. 门静脉高压护理 食管、胃底静脉破裂出血的患者，应密切观察昏迷的前驱症状，早期治疗是非常重要的。如出现肝性脑病，按昏迷患者常规护理。

8. 饮食护理 在呕血、恶心、呕吐和休克的情况下应禁食。待上述症状缓解后，消化性溃疡患者应给牛奶或豆浆等富于蛋白质的流质或饮食，以后再改变饮食种类和增加食量；食管下段静脉曲张破裂出血患者的饮食，应根据其肝功能试验结果异常程度予以调节；使用三腔管的患者，出血停止24小时后从胃管内注入流质、软质饮食；有意识障碍的患者，应给予无蛋白质饮食；有腹水者，应适当限制钠盐摄入。

9. 基础护理 做好口腔和皮肤的护理；出血患者口腔有腥臭味，应每日3次清洗口腔、浮肿应加强皮肤护理，防止发生压疮。

10. 严密观察病情 注意测量体温、脉搏、血压的变化，如发热者，可给予物理降温，记录24小时出入水量、尿相对密度。

11. 注意呕吐物及粪便的性状、量及颜色 呕血及便血的颜色取决于出血及血在消化道内停留的时间。如出血量多、停留的时间短，颜色新鲜或有血块，停留时间长则颜色比较暗或黑色。伴有呕吐者，一般比单纯黑便者出血量大，当有口渴、烦躁、出冷汗、黑矇、晕厥等症状时，应考虑有新鲜出血。

12. 休克护理 如有出血性休克，可按休克患者常规护理。如出现意识模糊或烦躁不安时，应置床档，防止坠床。

【健康指导】

1. 保持乐观情绪，保证身心健康。帮助患者及其家属了解疾病的病因和诱因以及预防和护理知识，以减少再次出血的危险。

2. 注意饮食卫生，饮食要有规律。进食营养丰富易消化的食物，避免过饥或暴饮暴食，避免干硬、生冷、过热及产气多的食物。禁烟酒、浓茶、咖啡等有刺激性的食物。

3. 注意保持有规律的生活，劳逸结合，避免长期精神紧张，过度劳累。

4. 对一些可诱发或加重溃疡病症状，甚至引起并发症的药物应禁用，如水杨酸钠、利舍平、保泰松等。

5. 教会患者及其家属识别出血先兆并掌握应急措施：如出现头晕、心慌等不适或呕血、黑便时，立即卧床休息，保持安静，减少身体活动，呕吐时取侧卧位或头偏向一侧，以免误吸，立即送医院治疗。

任务七　肝胆管结石护理常规

【病情观察要点】

1. 观察患者的腹部情况：腹痛的诱因、部位、范围，性质及伴随性状，有无腹部包块。

2. 观察患者有无寒战高热、黄疸、尿液颜色的改变，有无食欲减退、恶心、呕吐，有无意识及生命体征的改变，有无自理缺陷。

3. 黄疸患者应观察皮肤黄染的程度及是否伴有瘙痒，皮肤有无破损。

4. 防止胆道休克的发生。

5. 肝功能的变化。

【主要护理问题的护理措施】

1. 体温过高

（1）每4小时测体温一次并记录。

（2）体温 >38.5 ℃者行物理降温或药物降温，及时更换衣服及被褥。

（3）鼓励患者饮水，若病情不容许时及时行静脉输液，保证输入量在2500 ~ 3000 ml/d。

（4）遵医嘱给予抗生素。

（5）皮肤完整性受损。

（6）向患者解释原因及预防皮肤完整性受损的方法。

（7）用温水擦洗皮肤，并剪短指甲。

（8）必要时使用外用止痒药。

2. 焦虑

（1）多与患者沟通，鼓励患者说出疑惑及痛苦。

（2）向患者介绍手术治疗的必要性及治疗效果。

（3）鼓励患者使用分散注意力的方法：如听音乐、看书、下床活动等。

3. 疼痛

（1）指导患者取半卧位以减轻伤口张力，减轻痛苦。

（2）必要时遵医嘱应用止痛药。

（3）咳嗽时指导家属协助其扶着伤口两侧向中央挤压以减轻疼痛。

（4）给予心理安慰。

4. 营养失调

（1）禁食患者　给予静脉高营养。

（2）进食患者　指导进食低脂流质，并配合静脉营养。

5. 潜在并发症

（1）密切观察生命体征变化，有无脉搏增快、血压下降、四肢发凉等休克症状的出现。

（2）做好引流管的护理：防止脱管、折叠、堵塞，并观察引流液的颜色、性状与量。

【健康指导】

1. 疾病相关知识 发病因素、临床表现、治疗效果，药物的作用、使用方法。

2. 术前指导 术前禁食12小时，禁饮8小时，积极配合术前准备，如插胃管、麻醉前用药、术前晚沐浴、更换手术服，并避免受凉。

3. 术后指导 保持引流管的通畅、固定，防止脱落和折叠。保护伤口，防止伤口裂开及感染。定时翻身、拍背，有效排痰，防止肺部感染。肛门未排气前禁食禁饮。督促患者逐渐增加活动度以利于恢复。

4. 出院指导 带“T”管出院者，保护伤口及引流管。术后半个月试夹管，先间断夹管，无特殊不适后逐渐延长夹管的时间，直至完全加闭。每周冲洗引流管1～2次，伤口换药1～2次。根据病情1～3个月后行“T”管造影，造影后松开夹子24小时。无异常者拔“T”管。低脂饮食，少食多餐，避免受凉。注意肝功能的变化，定期复查，定期驱虫。

任务八 肠梗阻护理常规

【病情观察要点】

1. 有无腹痛、腹胀、呕吐、肛门停止排气排便等症状，并注意出现的时间及动态。
2. 观察呕吐物、肛门排出物，胃肠减压抽出液的性质和量。
3. 有无腹部体征的出现及动态变化。
4. 重点观察患者生命体征的变化。
5. 了解各项检查化验的结果，判断患者有无水、电解质代谢和酸碱平衡失常等。

【主要护理问题的护理措施】

1. 疼痛

（1）关心体贴患者，耐心倾听患者的主诉，给予精神安慰和心理疏导。调整舒适的体位，提供安静舒适的环境，减少外界的刺激。

（2）观察疼痛的性质、程度及时间部位，必要时遵医嘱给予止痛药，并观察用药效果。

（3）不可随意应用吗啡类止痛药，以免掩盖病情。

2. 舒适度的改变

（1）留置胃管，持续胃肠减压，观察引流液的量、色和性质，为诊断提供依据。

（2）妥善固定胃管，抽吸1次/2小时，保持引流通畅。

（3）关心安慰患者，讲解胃肠减压可吸收出肠道内气体和液体，减轻腹胀，降低肠腔内压力，改善肠壁血液循环，有利于改善局部病变及全身情况，使患者重视胃肠减压。

（4）遵医嘱给予灌肠（不全梗阻）、肛管排气、鼻饲药物等处理。

（5）病情允许时鼓励患者多下床活动以促进肠蠕动恢复。

（6）患者呕吐时，坐起或头偏向一侧，及时清理呕吐物，清洁口腔，防止发生窒息或吸入性肺炎；呕吐后，用冷开水或等渗盐水漱口，清洁颜面部，观察记录呕吐的性质、量、次数及发生时间；维持口腔清洁卫生，口腔护理 2 次/天，防止口腔感染；遵医嘱补液，防止出现液体不足；密切观察腹胀、呕吐的变化，注意手术指征的出现。

3. 体液不足

（1）监测生命体征、尿量、尿相对密度（尿比重）及颜色，判断血容量有无不足。

（2）观察呕吐物、胃肠减压引流液的量及性质，记录 24 小时出入量，为准确估计输液量提供依据。

（3）观察记录皮肤弹性及黏膜改变情况，判断有无体液不足的存在。

（4）遵医嘱及时送检标本，追踪电解质、肾功能等检查结果，及时报告医生。

（5）遵医嘱补充液体量及电解质，并根据检查结果随时调整补充。

4. 潜在并发症

（1）监测体温、血常规及观察切口愈合情况，如发现异常，及时报告医生，积极处理。

（2）肠道功能恢复前保持有效的胃肠减压，减轻胃肠道张力，注意观察和防止术后并发症。

（3）遵医嘱积极抗感染并观察其疗效。

（4）遵医嘱给予营养支持，补充蛋白质或输血，增强机体抵抗力，促进吻合口及切口的愈合。

（5）术后严格禁食、禁水；待胃肠功能恢复，肛门排气后进少量流质，如无不适，逐步增加流质量到半流质；若行肠切除术者，推后 1 ~2 天进食流质或遵医嘱。

（6）若术后 1 周患者感到腹胀、高热、腹壁切口红肿，有粪臭味液体流出，说明已并发肠瘘，积极按肠瘘患者进行处理。

【健康指导】

1. 讲解疾病治疗和护理相关知识、药疗作用和不良反应等，简明介绍手术及麻醉方式。

2. 保持皮肤的完整性，卧床患者指导并协助定时翻身、避免局部长时间受压，保持床单位及衣服整洁干燥。

3. 术前禁食，术后肛门排气后进流质，逐步过渡至半流质、软食、普食。出院后注意饮食卫生，进食宜易消化、少刺激性的食物，避免暴饮、暴食及饱食后剧烈运动。

4. 术后保持各管道固定通畅，避免堵塞、扭曲、脱出。

5. 术后宜早日下床活动，以促进肠蠕动恢复，视病情恢复情况逐渐增加活动量。

6. 避免腹部受凉：老年便秘者应及时服用缓泻药，保证大便通畅。

7. 出院后若有腹痛、腹胀、停止排气和排便等不适，及时就诊；定期复查。

任务九　深静脉栓塞护理常规

【病情观察要点】

1. 生命体征、神志、精神状态等全身情况。

2. 栓塞局部情况：患肢水肿情况、颜色、有无皮损等，定位、定时测量肢体周径，检查足背动脉搏动情况。

3. 疼痛的性质、程度、持续时间、部位。

4. 患者的心理状态：有无焦虑、恐惧等。

5. 有无血栓脱落致肺、心、脑、肾等重要脏器栓塞的表现。

【主要护理问题的护理措施】

1. 疼痛

（1）叮嘱患者卧床休息，适当抬高患肢，促进血液回流以减轻静脉内压力。

（2）观察疼痛的性质、程度、持续的时间、部位；局部予以热敷。

（3）注意患肢皮肤的颜色、温度、弹性及动脉搏动情况。

（4）安慰同情患者，进行心理护理，指导其看书、听音乐以分散注意力。

（5）遵医嘱准确执行溶栓、抗凝血等疗法，并观察病情变化。

（6）必要时遵医嘱给予止痛药治疗。

2. 自理缺陷

（1）常用药品备于患者伸手可及之处，床旁备呼叫对讲器。

（2）主动关心帮助患者，协助其生活护理。

（3）对患者进行心理疏导，使其在接受治疗护理的同时，主动发挥自我护理的能力，做一些力所能及的事情。

3. 焦虑

（1）入院时热情接待患者，详细介绍环境、主管医务人员、同室病友和部分诊疗计划，消除疑虑不安心理。

（2）向患者解释疼痛的原因，稳定其情绪，取得患者及其家属的配合。

（3）在患者接受各项检查和治疗前做耐心解释，使患者了解其意义并积极配合。

（4）耐心倾听患者诉说焦虑的原因，主动介绍疾病相关知识，使之了解医院新技术、先进设备及手术成功率，必要时找效果良好患者现身说法，增加信心。

（5）每天定时、定位测量患肢周径，将肿胀逐步消退的信息反馈给患者，增加其信心。

（6）术后继续给予患者及其家属心理上的支持，详细解释术后注意事项，使其身心放松，配合治疗。

（7）避免在患者面前谈论病情的严重性。

4. 有皮肤完整性受损的危险

（1）定时变换体位，保持皮肤清洁干燥，注意保护患肢皮肤。

（2）保持床单位的平整干洁，较少刺激皮肤的不良因素。

（3）经常按摩受压处的皮肤，以促进局部血液循环。

（4）协助患者适当活动患肢，促进下肢静脉的血液回流。

5. 潜在并发症——溃疡和感染

（1）接触患者前后洗手，防止交叉感染。

（2）进行各项治疗护理时，严格无菌技术操作。

（3）加强全身皮肤护理，保持皮肤的干洁，及时变换体位防止压疮的发生。

（4）重点保护患肢肿胀皮肤，用温水清洁时动作轻柔，禁止使用消毒液；抬高患肢，注意保暖，床上活动时注意勿擦伤。

（5）保持床单位的平整干洁、无碎屑。

（6）遵医嘱使用抗生素并观察药物作用和不良反应。

（7）加强营养支持治疗，增强患者抗病能力。

6. 缺乏知识　缺乏预防本病发生的知识。

（1）宣传本病的相关知识，使患者及其家属认识疾病的性质，积极配合治疗。

（2）主动与患者及其家属沟通，及时答疑解惑。

（3）加强指导，告知患者及其家属术后的注意事项。

7. 睡眠紊乱

（1）创造安静舒适的环境，减少一切不良刺激。

（2）做好心理护理，讲解本病的相关知识，使其放松心情，以愉快的心情接受治疗。

（3）卧床休息，抬高患肢，促进血液回流，减轻疼痛，必要时睡前遵医嘱应用止疼药。

（4）告诉患者睡前避免喝浓茶、咖啡等刺激性饮料，宜喝热牛奶、听轻音乐，使大脑放松，改善睡眠质量。

【健康指导】

1. 进行疾病治疗和护理相关知识宣教，如行手术则简明介绍手术及麻醉方式。
2. 告诫患者要绝对禁烟。
3. 进低脂、多纤维的饮食；保持大便通畅，避免因排便困难造成腹内压增高，影响下肢静脉血液回流。
4. 保护患肢，注意保暖，切勿赤足行走，避免外伤、着凉。鞋子必须合适，不穿高跟鞋，穿棉质或羊毛制的袜子，每天勤换袜子，预防真菌感染。
5. 平时应保持良好的姿势，避免久站、坐时双膝交叉过久，休息时抬高患肢。
6. 进行适当的体育锻炼，增强血管壁弹性。
7. 继续应用弹性绷带或弹力袜 1 ~3 个月。
8. 注意休息，避免劳累。
9. 定期复查，不适随时就诊。

任务十　胃癌护理常规

【病情观察要点】

1. 生命体征、意识、精神状态、面色、营养状态等全身情况。
2. 有无恶心、呕吐、呕血、黑便及贫血、消瘦等症状。
3. 腹部体征：有无上消化道出血、急性穿孔以及幽门梗阻等并发症。
4. 了解各项检查化验结果。
5. 患者的心理状态。

【主要护理问题的护理措施】

1. 恐惧/焦虑

（1）关心了解患者，告知有关疾病和手术的知识、术前和术后的配合、解释患者的各种疑问。

（2）急性穿孔和大出血时，患者紧张、恐惧，应及时安慰患者，并说明手术的必要性。

（3）应根据患者的个体情况提供信息，帮助其分析有利条件和因素，增加其对治疗的信心，使患者能积极配合治疗和护理。

（4）动员家属给予有力的心理支持。

2. 疼痛

（1）嘱患者卧床休息，评估疼痛的性质、部位、程度。

（2）术后取平卧位，血压平稳后取低半卧位可减轻腹部切口张力，减轻疼痛。

（3）指导患者自我放松方法，必要时遵医嘱给予止痛药。

（4）对应用自控止痛泵的患者，应注意预防并处理可能发生的并发症，如尿潴留、恶心、呕吐、晕眩等。

3. 营养失调——低于机体需要量

（1）病情允许时鼓励少量多餐，给予高蛋白、高热量、富含维生素、易消化、无刺激的食物，但对胃大部切除术后的患者应指导进低糖、高蛋白饮食。

（2）遵医嘱经患者鼻肠管或空肠造瘘处滴入要素饮食，应注意由低（浓度低）、少（量少）、慢（速度慢）开始，逐步增加。

（3）遵医嘱予静脉营养支持

（4）必要时遵医嘱输血浆、清蛋白、全血等。

4. 有体液不足的危险

（1）禁食期间静脉补充液体，提供患者所需的水、电解质和营养素。

（2）详细记录24小时出入水量，必要时监测中心静脉压，为合理输液提供依据。

（3）遵医嘱输血浆或全血，以改善患者的营养状况或贫血，有利于吻合口和切口的愈合。

【健康指导】

1. 讲解疾病相关知识及术前、术后的注意事项，简明介绍手术及麻醉知识。

2. 指导患者自我调节情绪，强调保持乐观的重要性和方法。

3. 饮食指导：病情允许时鼓励进食，少量多餐，术后应严格遵医嘱，饮食避免过甜、过咸、过浓流质，宜减少糖类含量，增加蛋白质比例，防止发生术后并发症。与患者讨论并制订其治疗性饮食计划，宜定时定量，少食刺激性食物，养成良好的膳食习惯，戒烟、酒。

4. 体位、休息、活动指导：术后病情平稳后宜取低半卧位；适当休息；鼓励患者术后早期活动，但根据其个体差异确定活动量。出院后注意劳逸结合，养成锻炼身体的习惯，增强免疫功能。

5. 指导患者药物的服用时间、方式、剂量，说明药物不良反应。避免服用对胃黏膜有损害性的药物。

6. 讲解术后期并发症的表现和防治方法。

7. 讲解化疗的必要性，指导来院化疗的时间、注意事项与如何防治化疗副作用，定期化验血常规、肝功能等，预防感染。鼓励患者积极坚持完成化疗，定期门诊随访，若有不适及时就诊。

8. 大力推广防癌知识，监测易感人群，如40岁以上成人，近期发生上腹部不适或有溃疡史者、近期出现疼痛规律变化，大便潜血试验持续阳性等，及时到医院进行相关检查，做到早期发现、早期诊断、早期治疗。

任务十一 甲状腺功能亢进护理常规

【病情观察要点】

1. 观察患者有无自觉乏力、多食、消瘦、怕热、多汗、急躁、易怒及排便次数增多等异常改变。

2. 观察患者有无甲状腺弥漫性肿大，是否伴有震颤或血管杂音，同时观察患者眼球有无向前突出的现象。

3. 甲状腺功能检查异常。

4. 观察抗甲状腺药的作用和不良反应。

5. 患者的心理状态。

【主要护理问题的护理措施】

1. 营养失调——低于机体需要量

（1）给予高糖、高蛋白、高维生素饮食，提供足够热量和营养以补充消耗，满足高代谢需要。餐次以1天6餐或1天3餐间辅以点心为宜，主食应足量。

（2）饮水2000～3000 ml/d，补偿因腹泻、大量出汗及呼吸加快引起的水分丢失，有心脏病疾病者除外，以防水肿和心力衰竭。

（3）忌食生冷食物，减少食物中粗纤维的摄入，调味清淡可改善排便次数增多等消化症状。

（4）慎用卷心菜、花椰菜、甘蓝等致甲状腺肿的食物。

（5）有效治疗可使体重增加，指导患者按时按量规则服药，不可自行减量或停服。

2. 活动无耐力

（1）有计划地适量活动，以不感到疲劳为宜。

（2）保持环境安静，避免嘈杂。

（3）协助患者完成日常的生活自理，减少其活动度，缓解疲乏。

（4）对大量出汗的患者，应随时更换被服，防止受凉。

（5）对病情重、心功能不全或合并感染的患者，应严格卧床休息。

3. 个人应对无效

（1）解释情绪、行为改变的原因，提高对疾病的认知水平，减轻心理压力，消除不良情绪。

（2）合理安排生活，保持居室安静和轻松的气氛，限制探视。

（3）忌乙醇、咖啡、浓茶及刺激性的食物，以减少对患者的不良刺激。

（4）帮助患者合理安排休息时间、白天适当活动，避免精神紧张和注意力过度集中，保证夜间充足睡眠。

（5）以平和、耐心的态度对待患者，建立相互信任的关系。

4. 有组织完整性受损的危险

（1）指导患者保护眼睛，戴深色眼镜，减少光线和灰尘的刺激。睡前涂抗生素眼膏，眼睑不能闭合者覆盖纱布或眼罩，将角膜、结膜损伤、感染和溃疡的可能性降至最低限度。眼睛勿向上凝视，以免加剧眼球突出和诱发斜视。

（2）指导患者减轻眼部症状的方法：0.5%甲基纤维素或0.5%氢化可的松溶液滴眼，可减轻眼睛局部刺激症状；高枕卧位和限制钠盐摄入可减轻球后水肿，改善眼部症状。

（3）每天做眼球运动以锻炼眼肌，改善眼肌功能。

（4）定期进行角膜检查，以防角膜溃疡造成失明。

5. 潜在并发症——甲状腺危象

（1）原有甲状腺功能亢进症（简称甲亢）症状加重，如出现严重乏力、烦躁、发热（>39 ℃）、多汗、心悸、心率达140次/分以上，伴食欲不振、恶心、腹泻等应警惕甲状腺危象。

（2）甲状腺危象紧急护理措施　①保证病室环境安静；②严格按规定的时间和剂量给予抢救药物；③密切观察生命体征和意识状态并记录；④昏迷者加强皮肤、口腔护理，定时翻身，以预防压疮、肺炎的发生。

（3）感染、严重精神刺激、创伤等是诱发甲状腺危象的重要因素，应学会避免诱因。

（4）加强心理护理，增强应对能力。

【健康指导】

1. 嘱患者保持身心愉快，避免过度劳累和精神刺激。
2. 指导患者掌握有关甲亢的疾病知识和眼睛的保健方法。
3. 指导患者上衣领宜宽松，避免压到肿大的甲状腺。严禁用手挤压甲状腺，以免甲状腺激素分泌过多，加重病情。
4. 嘱患者坚持长期服药，并按时按量服用，不可随意减量和停药。服用抗甲状腺药者每周检查血常规1次，每隔1～2个月做甲状腺功能测定。
5. 每天清晨起床前自测脉搏，定期测量体重。脉搏减慢，体重增加是治疗有效的标志。
6. 若出现高热、恶心、呕吐、腹泻、突眼加重等症状，应警惕甲状腺危象的可能，及时就诊。
7. 指导妊娠期甲亢患者，为避免对自己及胎儿造成影响的因素，宜用抗甲状腺药控制病情，禁用^{131}I治疗，慎用普萘洛尔。产后如需继续服药，则不宜哺乳。

任务十二　糖尿病护理常规

【病情观察要点】

1. 询问了解有无进食或营养异常，有无“三多一少”的症状。
2. 观察生命体征、精神状态、胃肠道症状、皮肤完整性等全身情况。
3. 检查有无并发症的发生及相应症状。
4. 注意询问家族中有无类似疾病。

5. 了解血糖监测结果。

6. 用药过程中注意观察降血糖药的作用和不良反应。

【主要护理问题的护理措施】

1. 营养失调——低于机体需要量

（1）根据患者的体重及工作性质计算所需总热量。

（2）制订饮食计划，合理搭配，营养均衡。

（3）饮食治疗的好处：降低高血糖，减轻胰岛 β 细胞负担，减肥，预防和治疗并发症，改善整体健康水平。

（4）饮食治疗的原则：热量要量化，搭配合理化，饮食均衡化。

根据身高、体重计算总热量：每天需要的热量 = ［身高（cm）－105］×热量级别。

（5）合理搭配营养，其中糖类占 50%～60%，蛋白质占 15%～20%，脂肪占 25%，维生素、无机盐要充足。

（6）饮食均衡化，食物品种多样化，粗细粮搭配，荤素食搭配。饮食的分配比例：早、中、晚餐按每天需要量的 1/3、1/3、1/3 或 1/5、2/5、2/5 分配。

（7）培养良好的饮食习惯，食物要有粗有细，不甜不咸，少吃多餐，七八分饱。鼓励患者定时定量、有规律进餐。

2. 有感染的危险

（1）指导患者合理控制饮食及适度运动，以增强机体抵抗力。

（2）严格执行无菌技术规程。

（3）嘱患者尽量少去人多的公共场所，并限制探视的人数及次数。

（4）保持口腔清洁卫生，选用软毛牙刷，每月更换。

（5）皮肤护理：①保持皮肤清洁，用温水及中性肥皂洗澡；②选择质地柔软、宽松的棉质衣服；③避免皮肤搔抓、刺伤和其他损害；④如有外伤及皮肤感染时，不可任意用药，尤应注意不用刺激性强的药物，应告知医生及时处理。

（6）糖尿病足的预防和护理：①加强血糖的控制和监测；②保持足部清洁卫生，正确修剪趾甲，每天用温水清洁足部，注意水温，防烫伤；③注意保暖，防止皲裂与冻伤；④鞋的选择，以选用清洁、干燥、宽松、柔软的布鞋为宜；⑤袜的选择，应选用清洁、柔软、舒适、袜口宽松的棉袜；⑥每天检查足部情况，预防足部外伤，发现异常及时正确处理；⑦定期复查神经肌电图，对糖尿病足的发展要有预见性；⑧如已发生糖尿病足应按其分级进行综合治疗。

（7）嘱患者戒烟、限酒。

3. 有低血糖的危险

（1）胰岛素剂量要准确，注射方法要正确，注射部位要轮换。

（2）按时监测血糖，嘱患者定时定量，有规律进餐。

（3）遵医嘱及时调整胰岛素的剂量，避免或及早识别低血糖的发生。

（4）血糖≤4.4 mmol/L 时，应进食少量食物后再运动。

（5）避免空腹运动，以餐后 30～60 分钟为宜，注意运动量要适宜。

4. 焦虑

（1）主动热情与患者及其家属沟通、交流。

（2）告诉患者疾病治疗的过程，增强其自信心。

（3）做好心理护理，争取亲属及社会的支持。

（4）给予正确引导，加强生活方式的干预。

5. 潜在并发症——酮症酸中毒

（1）关心体贴患者，以消除紧张心理，保持思想乐观、情绪稳定。

（2）密切观察病情变化，监测患者血糖、血钾的水平，观察患者呼吸的频率和深度，有无烂苹果气味，有无恶心、呕吐，“三多一少”的症状是否加重等，出现异常情况，应立即通知医生，遵医嘱给予处理。

（3）准确及时地记录24小时出入水量。

（4）指导患者合理控制饮食，避免饮食不当、创伤等诱发因素。预防感染。

6. 胰岛素治疗的相关措施

（1）泵的护理　胰岛素泵能模拟人体胰腺分泌胰岛素，可在24小时内持续平稳地控制血糖，其作为糖尿病强化治疗的一种先进手段，正在世界范围内得到广泛应用。

1）置泵前的护理　①做好宣教，取得患者的配合；②正确评估患者全身及局部，选择适宜的注射部位；③清洁置泵部位的皮肤；④遵医嘱准备好胰岛素；⑤正确调试胰岛素泵，使泵处于正常工作状态。

2）置泵后的护理　①妥善固定泵管，防止其打折、脱出及针头堵塞；②定期检查胰岛素泵的参数及其运行情况，发现问题，及时处理；③严密监测血糖，警惕低血糖的发生；④加强皮肤护理，预防局部感染；⑤如出现报警，应检查报警原因，根据不同原因及时给予正确处理。

（2）胰岛素笔的护理　①护士应正确操作胰岛素笔，做到胰岛素剂型、剂量准确，注射方法正确；②根据胰岛素剂型和起效时间的不同，选择正确的注射时间，并要求患者按时进餐。

（3）胰岛素的储存　①胰岛素应避免日晒，未使用的胰岛素应置于2～8℃冰箱内冷藏，勿冰冻；②使用中的胰岛素可放置<25℃的室温中保存，使用中的胰岛素笔不应放入冰箱内。

（4）密切观察药物的不良反应，避免低血糖的发生。

（5）经常轮换注射部位，防止皮下组织萎缩及硬结，影响胰岛素的吸收。

（6）加强健康指导，住院期间教会患者自己使用胰岛素笔。

（7）做好出院回访，及时掌握患者使用胰岛素笔的情况。

【健康指导】

1. 帮助患者了解有关糖尿病的知识，关心和帮助患者，对患者给予精神支持和生活照顾。

2. 正确指导用药：告知患者药物名称、作用、剂量、使用方法及注意事项。

3. 示范胰岛素的注射方法及血糖仪使用方法，直至患者掌握。

4. 帮助患者认识各种可能出现的潜在的应激原如感染、外伤，并尽量避免出现应激状态。

5. 指导患者定期复诊，及时调整治疗方案，每年定期全身检查，延缓慢性并发症的发生，提高生活质量。

6. 指导患者外出时随身携带识别卡，以便发生紧急情况及时救治。

（曾秀荣）

项目十七

临床护理常用评量工具

【Barthel 指数评定】

根据 Barthel 指数得分，将自理能力分为重度依赖、中度依赖、轻度依赖和无须依赖四个级别，见表 17－1。

表 17－1　自理能力分级及得分范围

自理能力等级	Barthel 得分范围	需要照护程度
重度依赖	≤40 分	完全不能自理，全部需要他人照护
中度依赖	59～41 分	部分不能自理，大部分需要他人照护
轻度依赖	60～99 分	极少部分不能自理，部分需他人照护
无须依赖	100 分	完全自理，无须他人照护

Barthel 指数评定细则

1. 进食　用合适的餐具将食物由容器送到口中，包括用筷子、用勺子或叉子取食物，对碗/碟的把持，咀嚼、吞咽等过程。

10 分：可独立进食（在合理的时间独立进食准备好的食物）。

5 分：需部分帮助（前述某个步骤需要一定帮助）。

0 分：需极大帮助或完全依赖他人。

2. 洗澡

5 分：准备好洗澡水后，可自己独立完成。

0 分：在洗澡过程中需他人帮助。

3. 修饰　包括洗脸、刷牙、梳头、刮脸等。

5 分：可自己独立完成。

0 分：需他人帮助。

4. 穿衣　包括穿/脱衣服、系扣子、拉拉链、穿/脱鞋袜、系鞋带等。

10 分：可独立完成。

5 分：需部分帮助（能自己穿或脱，但需他人帮助整理衣物、系扣子、拉拉链、系鞋带等）。

0 分：需极大帮助或完全依赖他人。

5. 大便控制

10 分：可控制大便。

5 分：偶尔失控。

0 分：完全失控。

6. 小便控制

10 分：可控制小便。

5 分：偶尔失控。

0 分：完全失控。

7. 如厕　包括擦净、整理衣裤、冲水等过程。

10 分：可独立完成。

5 分：需部分帮助（需他人搀扶、需他人帮忙冲水或整理衣裤等）。

0 分：需极大帮助或完全依赖他人。

8. 床椅转移

15 分：可独立完成。

10 分：需部分帮助（需他人搀扶或使用拐杖）。

5 分：需极大帮助（较大程度上依赖他人搀扶和帮助）。

0 分：完全依赖他人。

9. 平地行走

15 分：可独立在平地上行走 45 m。

10 分：需部分帮助（需他人搀扶，或使用拐杖、助行器等辅助用具）。

5 分：需极大帮助（行走时较大程度上依赖他人搀扶，或坐在轮椅上自行在平地上移动）。

0 分：完全依赖他人。

10. 上下楼梯

10 分：可独立在平地上行走 45 m。

5 分：需部分帮助（需扶楼梯、他人搀扶，或使用拐杖等）。

0 分：需极大帮助或完全依赖他人。

【静脉炎分级标准】

静脉炎的临床分级可按表 17－2 分为五个级别。

表 17－2　静脉炎分级标准

级别	临床分级标准
0	没有症状
1	输液部位发红伴有或不伴有疼痛
2	输液部位疼痛伴有发红和（或）水肿
3	输液部位疼痛伴有发红和（或）水肿，条索状物形成，可触及条索状静脉
4	输液部位疼痛伴有发红和（或）水肿，条索状物形成，可触及的静脉条索状物长度大于 2.5 cm，有脓液流出

【压疮分期】

可疑深部组织损伤：由于压力或剪力造成皮下组织损伤引起的局部皮肤颜色的改变（如变紫、变红），但皮肤完整。

Ⅰ期：皮肤完整、发红，与周围皮肤界限清楚，压之不褪色，常局限于骨隆突处。

Ⅱ期：部分表皮破损，皮肤表浅溃疡，基底红，无结痂，也可为完整或破溃的水泡。

Ⅲ期：全层皮肤缺失，但肌肉、肌腱和骨骼尚未暴露，可有结痂、皮下隧道。

Ⅳ期：全层皮肤缺失，或伴有肌肉、肌腱和骨骼的暴露，常有结痂、皮下隧道。

不能分期：全层皮肤缺失，但溃疡基底部覆有腐痂和（或）痂皮。

【疼痛评估表】

数字疼痛分级量表如下所示，数字0～10，表示从无痛到剧烈疼痛，由患者自己圈出一个数字，以表明自己疼痛的程度。

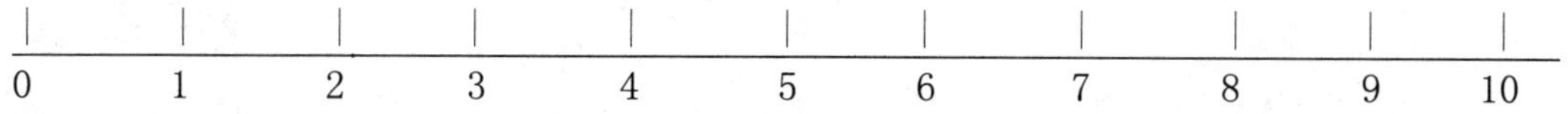

0～1：无痛。

1～3：轻度疼痛，可忍受，能正常睡眠。

3～5：轻度影响睡眠，需止痛药。

5～7：重度疼痛，干扰睡眠，需要麻醉止痛药。

7～9：剧烈疼痛，干扰睡眠较重，伴有其他症状。

9～10：无法忍受，严重干扰睡眠，伴有其他症状或被动体位。

（曾秀荣）

项目十八

临床常用化验项目及参考值

表 18－1　血常规

英文名	中文名	参考值	单位
WBC	白细胞计数	3.50～9.50	$\times 10^9$/L
RBC	红细胞计数	3.80～5.10	$\times 10^{12}$/L
HGB	血红蛋白	115～150	g/L
PLT	血小板计数	125～350	$\times 10^9$/L
NEU	中性粒细胞百分比	40.0～75.0	%
LYM	淋巴细胞百分比	20.0～50.0	%
MON	单核细胞百分比	3.00～8.00	%
EOS	嗜酸性粒细胞百分比	0.50～5.00	%
BAS	嗜碱性粒细胞百分比	0.00～1.00	%
NEUT	中性粒细胞绝对值	1.8～7.6	$\times 10^9$/L
LYMPH	淋巴细胞绝对值	0.72～3.5	$\times 10^9$/L
MONO	单核细胞绝对值	0.3～0.8	$\times 10^9$/L
EO	嗜酸性粒细胞绝对值	0.05～0.5	$\times 10^9$/L
BASO	嗜碱性粒细胞绝对值	0.00～0.10	$\times 10^9$/L
HCT	红细胞比容	0.35～0.51	L/L
MCV	平均红细胞体积	82～96	fL
MCH	平均红细胞血红蛋白含量	28～32	pg
MCHC	平均红细胞血红蛋白浓度	310～360	g/L

表 18－2　尿常规

英文名	中文名	参考值	单位
GLU	尿葡萄糖	阴性（－）	
NIT	尿亚硝酸盐	阴性（－）	
KET	尿酮体	阴性（－）	
SG	尿比重	1.005～1.030	
BLD	尿潜血	阴性（－）	
PH	尿酸碱度	5.5～8.0	
PRO	尿白蛋白	阴性（－）	
UBG	尿胆原	弱阳性（Normal）	

续表

英文名	中文名	参考值	单位
BIL	尿胆红素	阴性（－）	
LET	尿白细胞酯酶	阴性（－）	
VC	维生素 C	0～0.5	mmol/L
RBC	红细胞	0～3	个/HP
WBC	白细胞	0～5	个/HP
	鳞状上皮细胞	0～5	个/HP
	病理管型	0～1	个/HP
	酵母样菌	0	个/HP

表 18－3　便常规

英文名	中文名	参考值	单位
	颜色		
	性状		
RBC	红细胞	0	/HP
WBC	白细胞	0	/HP
	虫卵	0	/HP
	其他		/HP
	潜血试验（化学法）	阴性（－）	
	潜血试验（免疫法）	阴性（－）	

表 18－4　凝血功能

英文名	中文名	参考值	单位
PT	凝血酶原时间	9.5～15.0	sec
PT－INR	凝血酶原时间国际标准	0.80～1.50	
APTT	活化部分凝血活酶时间	20.0～40.0	sec
FIB	纤维蛋白原	1.80～4.00	g/L
TT	凝血酶时间	13.0～25.0	sec
DD	血浆 D－二聚体（Dimer）	0～500	ng/ml（FEU）

表 18－5　生化全项

英文名	中文名	参考值	单位
TP	总蛋白	62～85	g/L
ALB	白蛋白	35～55	g/L
GLO	球蛋白	26～37	g/L
ALT	谷丙转氨酶	5～40	U/L
AST	谷草转氨酶	8～40	U/L
ALKP	碱性磷酸酶	40～150	U/L
CHE	胆碱酯酶	5300～12 900	U/L
GGT	γ－谷氨酰转肽酶	7～49	U/L

续表

英文名	中文名	参考值	单位
LDH	乳酸脱氢酶	94～250	U/L
TBIL	总胆红素	3.4～20	μmol/L
DBTL	直接胆红素	0.1～6.8	μmol/L
TBA	总胆汁酸	0～20	μumol/L
TRF	转铁蛋白	170～340	mg/dl
PA	前白蛋白	200～400	mg/L
ADA	腺苷脱氨酸	4～30	U/L
AFU	α－L岩藻糖苷酶	0～40	U/L
CK	肌酸激酶	25～200	U/L
CKMB	肌酸激酶同工酶	0～24	U/L
α－HBDH	α－羟丁酸脱氢酶	72～182	U/L
CHOL	总胆固醇	3.59～5.17	mmol/L
TG	甘油三酯	0.57～1.71	mmol/L
HDL	高密度脂蛋白	0.8～2.2	mmol/L
LDL	低密度脂蛋白	1.33～3.36	mmol/L
Apo A1	载脂蛋白A1	1.2～1.8	g/L
Apo B	载脂蛋白B	0.6～1.14	g/L
Lp－α	脂蛋白－α	0～30	mg/dl
	磷脂	1.9～3.2	mmol/L
FFA	游离脂肪酸	0.1～0.9	mmol/L
CRP	高敏C反应蛋白	0～8	mg/L
UREA	尿素	1.7～8.3	mmol/L
CREA	肌酐	44～115	μmol/L
URIC	尿酸	140～414	μmol/L
GLU	葡萄糖	3.6～5.8	mmol/L
β_2－MG	β_2－微球蛋白	0.8～2.9	mg/L
Ca	钙	2.15～2.55	mmol/L
P	磷	0.8～1.45	mmol/L
Mg	镁	0.65～1.05	mmol/L
K	钾	3.5～5.3	mmol/L
Na	钠	136～145	mmol/L
CL	氯	96～108	mmol/L
TCO_2	二氧化碳结合力	21～31	mmol/L
AG	阴离子间隙	4～20	mmol/L
SI	血清铁浓度	5.4～28.6	μmmol/L
TIBC	总铁结合力	40.8～76.6	μmmol/L
LA	乳酸	1.33～2.00	mmol/L
	同型半胱氨酸	0～20	μmol/L
	不饱和铁结合力	19.7～66.2	μmmol/L

表 18－6　乙肝六项＋丙肝

英文名	中文名	参考值
HBsAg	乙肝表面抗原	阴性
HBsAb	乙肝表面抗体	阴性
HBeAg	乙肝 e 抗体	阴性
HBeAb	乙肝 e 抗原	阴性
HBcAb－IgM	乙肝核心抗体 IgM	阴性
HBcAb－IgG	乙肝核心抗体 IgG	阴性
HCVAb－IgG	丙肝抗体 IgG	阴性
HCV－cAg	丙肝核心抗原	阴性

表 18－7　血气分析

英文名	中文名	参考值	单位
TEMP	温度		℃
FIO_2	吸入氧浓度		%
pH		7.35～7.45	
PCO_2	二氧化碳分压	35～45	mmHg
PO_2	氧分压	80～100	mmHg
HCO_3^-	碳酸氢根		mmol/L
TCO_2	二氧化碳总量	24～32	mmol/L
BE（B）	剩余碱	－3～＋3	mmol/L
SaO_2	氧饱和度	95～98	%

表 18－8　血液三项

英文名	中文名	参考值	单位
FolateBA	叶酸	5.31～24	ng/ml
VB_{12}	维生素 B_{12}	211～911	pg/ml
Fer	铁蛋白	22～322	ng/ml

表 18－9　游离甲功

英文名	中文名	参考值	单位
FT_3	游离三碘甲状腺原氨酸	3.5～6.5	pmol/L
FT_4	游离甲状腺素	11.5～23.5	pmol/L
TSH－μl	超敏促甲状腺素	0.3～5.0	μmU/L

表 18－10　防癌（男）＋肺标志物

英文名	中文名	参考值	单位
AFP	甲胎蛋白	0～20	ng/ml
Fer	铁蛋白	21.8～274.6	ng/ml
CEA	癌胚抗原	0～5	ng/ml
CA 19－9	糖链抗原 19－9	0～37	U/ml
CA 242	糖链抗原 242	0～20	U/ml
T－PSA	前列腺特异性抗原	0～4	ng/ml

续表

英文名	中文名	参考值	单位
NSE	神经原烯醇化酶	0~16.3	μg/L
CYFRA 21-1	细胞角蛋白19片段	0~3.3	ng/ml
SCC	鳞状细胞癌抗原	0~1.5	μg/L

表18-11　肿瘤全项（女）

英文名	中文名	参考值	单位
AFP	甲胎蛋白	0~20	ng/ml
Fer	铁蛋白	4.6~204	ng/ml
CEA	癌胚抗原	0~5	ng/ml
CA 19-9	糖链抗原19-9	0~37	U/ml
CA 242	糖链抗原242	0~20	U/ml
CA 153	糖链抗原153	0~30	U/ml
HE 4	人附睾上皮分泌蛋白4	<150	PM

（曾秀荣）

参考文献

［1］李乐之，路浅．外科护理学［M］.6 版．北京：人民卫生出版社，2017.

［2］尤黎明，吴瑛．内科护理学［M］.6 版．北京：人民卫生出版社，2017.

［3］陈孝平，汪建平．外科学［M］.9 版．北京：人民卫生出版社，2018.

［4］葛均波，徐永健．内科学［M］.9 版．北京：人民卫生出版社，2018.

［5］朱颖，张晖．内科护理查房案例分析［M］．北京：中国医药科技出版社，2019.

［6］陶红，张伟英．外科护理查房［M］.2 版．上海：上海科学技术出版社，2016.

［7］张晓静，吴欣娟．临床护理情景模拟案例与标准化病人应用［M］．北京：科学出版社，2017.

［8］张玲娟，刘燕敏．实用临床护理情景模拟案例解析［M］．上海：上海科学技术出版社，2018.